权威·前沿·原创

皮书系列为
"十二五""十三五""十四五"时期国家重点出版物出版专项规划项目

U0259635

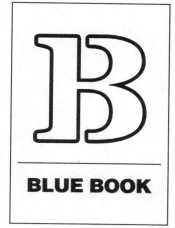

BLUE BOOK

智 库 成 果 出 版 与 传 播 平 台

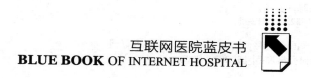

互联网医院蓝皮书
BLUE BOOK OF INTERNET HOSPITAL

中国互联网医院发展报告 (2024)

ANNUAL REPORT ON DEVELOPMENT OF CHINA INTERNET HOSPITAL (2024)

组织编写 / 中国医学科学院医学信息研究所
名誉主编 / 池　慧
主　　编 / 郭珉江　李亚子　刘　辉

社会科学文献出版社
SOCIAL SCIENCES ACADEMIC PRESS（CHINA）

图书在版编目（CIP）数据

中国互联网医院发展报告.2024／郭珉江，李亚子，
刘辉主编.--北京：社会科学文献出版社，2024.5
（互联网医院蓝皮书）
ISBN 978-7-5228-3312-5

Ⅰ.①中… Ⅱ.①郭… ②李… ③刘… Ⅲ.①互联网
络-应用-医院-研究报告-中国-2022-2023 Ⅳ.
①R197.324

中国国家版本馆 CIP 数据核字（2024）第 039844 号

互联网医院蓝皮书
中国互联网医院发展报告（2024）

组织编写／中国医学科学院医学信息研究所
名誉主编／池　慧
主　　编／郭珉江　李亚子　刘　辉

出 版 人／冀祥德
组稿编辑／周　丽
责任编辑／张丽丽
文稿编辑／张　爽
责任印制／王京美

出　　　版／社会科学文献出版社·生态文明分社（010）59367143
　　　　　　地址：北京市北三环中路甲29号院华龙大厦　邮编：100029
　　　　　　网址：www.ssap.com.cn
发　　　行／社会科学文献出版社（010）59367028
印　　　装／天津千鹤文化传播有限公司

规　　　格／开本：787mm×1092mm　1/16
　　　　　　印张：15.75　字数：236千字
版　　　次／2024年5月第1版　2024年5月第1次印刷
书　　　号／ISBN 978-7-5228-3312-5
定　　　价／138.00元

读者服务电话：4008918866

▲ 版权所有 翻印必究

互联网医院蓝皮书编委会

名 誉 主 编　池　慧

主　　　编　郭珉江　李亚子　刘　辉

副 主 编　刘　阳(大)　闵　寒

专家组成员　（按姓氏拼音排序）

崔　勇　琚文胜　王才有　游　茂　赵　韡
郑雪倩

编 写 成 员　（按姓氏拼音排序）

白　玲　曹晓琳　陈　思　范　靖　谷庆隆
郭珉江　郭默宁　胡珊珊　胡外光　姜骁桐
李亚子　李玉刚　刘昊鹏　刘　辉　刘　阳(大)
刘　阳(小)　柳维生　路　凤　吕兰婷　马骋宇
马　琳　闵　寒　莫贺龙　彭　博　秦明伟
沈明辉　史千山　孙国强　孙异凡　王　涵
王天奇　王　巍　王文韬　王　谢　王雅楠
王　怡　王应琪　王　知　魏旗鹏　闫　雪
杨　路　杨学来　杨彦彬　叶　媛　尹　琳
于志华　袁　博　曾鹏宇　张芳源　张　前
张世红　张钟元　赵春华　赵　凯　周　翔
周　颖

主编简介

郭珉江　中国人民大学管理学博士，中国医学科学院医学信息研究所健康与医疗保障信息研究室主任，副研究员。长期参与国家医疗卫生领域信息化规划及政策研究，主持国家社科基金项目、教育部人文社科基金项目及国家卫生健康委、国家医疗保障局、中国医学科学院等委托的健康医疗大数据、区域卫生信息化、医疗保障等相关课题共计 20 余项，发表论文 30 余篇。主要研究方向为医疗卫生信息化、互联网医疗、医疗保障等。

李亚子　中国科学院情报学博士，中国医学科学院信息化办公室（信息化与网络安全中心）主任，研究员。长期参与国家医疗卫生行业信息化规划及国家卫生信息标准规范研究，组织完成国家新农合跨省就医直接结算系统、国家基本公共卫生服务项目管理信息系统等多个国家级卫生信息系统建设，发表研究论文 40 余篇，主要研究方向为卫生信息化、医疗保障等。主持国家社科基金项目及国家卫生健康委、科技部等委托的课题研究项目 30 余项。

刘　辉　北京大学博士，现任中国医学科学院医学信息研究所（图书馆）所（馆）长、健康管理研究室（联合实验室）主任，研究员，博士生导师，博士后合作导师。担任《中国现代医生杂志》主编，*Informatics and Health* 执行主编，中国医师协会人文医学专业委员会副主任委员兼总干事，亚太医学期刊编辑协会副主席，中国科技情报学会常务理事，医药学标准出版与文化创新智库暨人民卫生出版社专家指导委员会专家。主要研究方向为医学信息学、健康管理学、生命伦理学，侧重于健康医疗大数据挖掘技术集成与医学知识发现、基于文献大数据的医学知识大模型研发与大型语料库建设、智能医学文献工具研发、数字健康、医学情报、医学大数据治理等研究。先后主持国家重点研发计划、中国医学科学院医学与健康科技创新工程等科研课题。研究成果发表在 *Information Processing & Management*，*Gastroenterology*，*Hepatology International*，*Nursing Ethics* 等知名期刊。在北京协和医学院主讲两门研究生课程，执笔完成多部政府咨询报告；组织编撰本领域学术著作多部。

摘　要

　　本书认为，2020～2022 年互联网医院迎来重要的发展机遇，互联网医院数量持续增长，并且中部、西部地区互联网医院数量增长快于东部地区。互联网医院依托大型综合医院集聚的特征依然显著。2022 年国家首次针对新冠肺炎患者的诊治开放互联网首诊政策，表现出政府对人民健康需求满足的重视，上海也在互联网服务市场化定价方面有所突破，这些举措的实施有助于破解互联网医疗行业自 2018 年以来的定价难点。2022 年，《互联网诊疗监管细则（试行）》的出台释放出政府对互联网医疗服务强监管、重实体的信号，在今后一段时间内将为互联网医院的健康运行提供政策性指导。对于当前互联网医院发展面临的问题和挑战，如"互联网+"背景下基层医疗机构发展落后于大型医院，导致机构间能力悬殊、互联网诊疗服务适老化不足、"三医"联动改革在互联网医疗领域有待深化等问题均需密切关注。互联网医院融入医疗卫生服务体系，成为其中不可或缺的一部分。在此基础上，实体医院可依托互联网医院，将互联网医院作为智慧医院建设、整合线上线下医疗服务和医疗资源的有效抓手，推动自身高质量发展提升到新的层次。有关部门也可依托互联网平台，整合并重新配置区域医疗卫生资源，推进诊疗和检查检验结果互认、分级诊疗、异地就医等制度有效落地。本书认为，互联网医院作为医院的"新基建"，已从"可选项"成为"必选项"，在未来仍有很大的发展空间，值得不断探索。从国家政策来看，依托实体医疗机构的导向更加明确，对互联网医院严格监管的导向也更加明确。未来

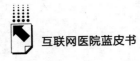
互联网医院应关注自身线上线下服务，以及与其他服务方线上线下服务协作的梳理、衔接，适应政策和市场环境，探索更加高效、灵活的发展道路。

关键词： 互联网医院 "互联网+医疗健康" 健康中国

目 录 ⟲

Ⅰ 总报告

Ⅱ 专题篇

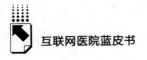

Ⅲ　案例篇

皮书数据库阅读**使用指南**

总 报 告

General Report

B.1

2021～2022年中国互联网医院发展报告

中国医学科学院医学信息研究所 *

摘　要： 受政府鼓励"互联网+"医疗健康发展的政策导向等因素影响，

---

* 执笔人：郭珉江，管理学博士，中国医学科学院医学信息研究所健康与医疗保障信息研究室主任，副研究员，主要研究方向为医疗卫生信息化、互联网医疗、医疗保障等；李亚子，情报学博士，中国医学科学院信息化办公室（信息化与网络安全中心）主任，研究员，主要研究方向为卫生信息化、医疗保障等；刘辉，博士，中国医学科学院医学信息研究所（图书馆）所（馆）长，研究员，主要研究方向为医学信息学、健康管理学、生命伦理学；刘阳(大)，中国医学科学院医学信息研究所助理研究员，主要研究方向为卫生政策、医疗保障、互联网医疗等；刘阳(小)，中国医学科学院医学信息研究所助理研究员，主要研究方向为医疗保障、公共卫生；彭博，中国医学科学院医学信息研究所助理研究员，主要研究方向为卫生政策、医疗保障、基层卫生；曹晓琳，管理学博士，中国医学科学院医学信息研究所助理研究员，主要研究方向为医疗保障、卫生政策等；马琳，中国医学科学院医学信息研究所副研究员，主要研究方向为全球卫生、卫生政策、健康促进等；张钟元，中国医学科学院医学信息研究所研究实习员，主要研究方向为数据挖掘、医疗健康信息化等；姜骁桐，中国医学科学院医学信息研究所助理研究员，主要研究方向为药物政策、药物经济学、"互联网+药学"信息化；孙异凡，中国医学科学院医学信息研究所助理研究员，主要研究方向为卫生信息化、医疗保障等；叶媛，中国医学科学院医学信息研究所助理研究员，主要研究方向为医疗保障、基本公共卫生；张芳源，管理学博士，中国医学科学院医学信息研究所副研究员，主要研究方向为健康医疗大数据、医保信息化；魏旗鹏，中国医学科学院北京协和医学院信息办业务主管，工程师，主要研究方向为管理信息化、教育信息化、医学信息化等；李玉刚，管理学博士，中国医学科学院北京协和医学院办公室助理研究员，主要研究方向为卫生政策等。

2021~2022 年我国互联网医院规模持续扩大，由"可选项"成为"必选项"，融入现有医疗卫生服务系统，发挥着越来越重要的作用。《互联网诊疗监管细则（试行）》的出台为互联网医院的规范发展提出了更高的要求。当前互联网医院的发展受行业环境和技术规范的影响，仍面临机构间发展不平衡、供需不匹配、"三医"联动不足等问题。应引导互联网医院差异化发展，明确定位，建立具有可操作性的管理规范，借助互联网的技术优势，提升医院发展潜力，促进医疗卫生系统的高质量发展。

关键词： 互联网医院 "互联网+医疗健康" "三医"联动

2021 年世界卫生组织发布的《全球数字健康战略（2020—2025）》[①]提出数字健康应成为卫生优先事项，在保障透明、可访问、可扩展、可复制、互操作、隐私安全和保密的原则范围内，以道德、安全、可靠、公平和可持续的方式为造福人类服务。该战略的提出顺应了当下"互联网+医疗健康"的发展潮流，也为未来通过数字化技术助力全民健康覆盖等相关可持续发展目标的实现指明了方向。近年来，面对不断出现的新的公共卫生挑战，各国努力实现以信息技术为工具的创新医疗服务模式变革，促使互联网医疗快速发展。新冠肺炎疫情高峰期间，英国约 71%的全科医生会诊通过远程形式完成，远程医疗服务占比从 10%增至75%[②]；德国提供数字化服务的门诊医生占比增至 61%，99%的德国药店已连接国家远程信息处理基础设施[③]；我国互联网医院总数突破 2700 家。互

---

① "Global Strategy on Digital Health 2020 – 2025," World Health Organization, August 18, 2021, https：//www. who. int/publications/i/item/9789240020924.

② "Telehealth in The UNITED Kingdom：Considerations for Providers," Morgan Lewis, January 4, 2021, https：//www. morganlewis. com/pubs/2021/02/tele health – in – the – united – kingdom – considerations – for-providers-cv19-lf.

③ Bratan T. et al. , "E-Health in Deutschland：Entwicklungsperspektiven und internationaler Vergleich," Studien zum deutschen Innovationssystem，2022.

联网医疗逐渐成为提升慢性病管理效能、提升偏远地区医疗服务可及性以及创新医疗保险支付手段的重要载体，更加深入地融入医疗服务变革进程。澳大利亚政府通过远程医疗保险福利计划（Telehealth Medicare Benefits Scheme，TMBS)① 提供远程医疗服务资助②，允许患者通过远程方式享受与面诊相同的 Medicare 补贴，支持农村和偏远地区居民获得医疗服务。在德国排名前二十的法定医疗保险机构中，已有 16 家医疗保险机构将在线咨询列为保障内容，为慢性病监测等医疗服务提供支撑。互联网医院的发展形态正在悄然变化，逐渐成为当前医疗服务中的"必备之选"。伴随我国公立医院高质量发展步伐的加快，互联网医院也由数量井喷式增长迈向数量与质量同步增长的新阶段，并成为提升医疗服务效率、改善患者服务体验、优化医疗资源配置的重要抓手，为实现以健康为中心的服务模式转变提供有力支撑。

一 2021~2022年中国互联网医院发展态势及状况分析

（一）2021~2022年中国互联网医院发展态势

1. 内外生动力驱动下互联网医院持续发展

2021~2022 年全国新建立的互联网医院超过 1600 家，占全部互联网医院总数的 55%以上。互联网医院数量延续 2020 年以来的增长态势，呈现持续增加的趋势。原因主要有两方面，一是政策驱动，鼓励"互联网+医疗健康"发展的政策文件不断出台。近年来出台的《关于深入推进"互联网+医疗健康""五个一"服务行动的通知》《"十四五"全民健康信息化规划》

---

① "Telehealth Information," MBS Online, April 5, 2023, http://www.mbsonline.gov.au/internet/mbsonline/publishing.nsf/Content/Home.

② Looi J. C. L. et al., "Private Practice Metropolitan Telepsychiatry in Smaller Australian Jurisdictions During the COVID-19 Pandemic: Preliminary Analysis of the Introduction of New Medicare Benefits Schedule Items," *Australasian Psychiatry* 6 (2020): 639-643.

等文件，要求全国二级及以上医院全面推进落实"互联网+医疗健康"10项服务30条措施，深化"互联网+医疗健康"服务体系；同时，近年来患者的线上就医需求被激发，患者对线上医疗服务具有客观的实际需要，各地政府也出台多项政策，要求有条件的医疗机构提供线上医疗服务，满足患者就医需求，如江苏、湖北要求全省三级公立医院成立互联网医院，政策要求下各医院纷纷建设互联网医院。二是自我驱动。医院的高质量发展离不开成熟高效的医院管理体系，而互联网技术与医院业务和管理的深度融合，对医院流程再造、效率提升产生积极的促进作用，互联网医院与线下医疗资源的整合发展是医院高质量发展的必然选择；近些年经过互联网医疗的试水，部分患者初步具备了线上就医黏性，对线上诊疗服务的认知、利用程度加深，也有助于提升医院服务线上患者的积极性。

2. 中西部互联网医院加速建设，城市大型医院集聚效应显著

截至2022年底，我国东部地区互联网医院的数量虽明显高于中部、西部地区，但从增长情况来看，与2020年相比，中西部地区互联网医院数量增长较快，由2020年底的270家增至2022年底的1006家，增长2.7倍。全国互联网医院在东部地区的集中趋势稍缓，占比由72.9%降至62.1%。从城市分布情况来看，直辖市的互联网医院数量增长最快，由82家增至329家，增长超3倍，其次为地市级的互联网医院，增长1.6倍。地市级及以上城市的互联网医院数量占比持续稳定在85%以上，这些城市是互联网医院的建设主体。截至2022年底，依托的实体医院为三级医院的互联网医院占比为61.6%，为综合医院的占比为59.3%，二者与2020年底相比均略有下降，依托实体医院为一级和专科医疗机构的互联网医院增速较快，但从绝对数来看，互联网医院仍表现出明显的大型医院集聚效应。

3. 全民健康需求引导下服务内容持续创新

服务项目创新主要表现在两个方面，一是互联网首诊。《互联网诊疗管理办法（试行）》明确规定，不得对首诊患者开展互联网诊疗活动，这也是互联网诊疗最重要的前置条件之一，对互联网医疗规模扩大和监管产生了

重要影响。2022年12月，国务院联防联控机制医疗救治组发布《关于做好新冠肺炎互联网医疗服务的通知》①，提出互联网医院或互联网诊疗平台可以为出现新冠肺炎相关症状，并且符合《新冠病毒感染者居家治疗指南》居家治疗标准的患者在线开具相关处方，并鼓励委托符合条件的第三方将药品配送到患者家中。此规定是对我国自2018年以来提出"互联网医疗禁止首诊"政策的首次解禁，虽然仅是有限放开，但对互联网诊疗服务的拓展具有积极意义。此后，北京、山西、山东、广东等地纷纷将新冠感染互联网诊察费纳入医保支付范围。二是互联网诊疗费用差异化定价。2022年10月上海印发的《关于推进本市"互联网+"医疗服务价格管理的通知》② 提出设置"互联网远程特约高级专家诊察费"，对之前互联网诊察费只能按普通医师收费标准进行收费的规定来说，在地方层面率先进行了突破，对解决互联网诊疗服务项目定价制约互联网诊疗服务发展的问题具有示范意义。

4. 新规引导互联网诊疗规范发展

2022年，国家层面先后印发了两个对互联网医疗发展具有重要意义的文件，一是国家卫生健康委办公厅和国家中医药管理局办公室印发的《互联网诊疗监管细则（试行）》，二是国家市场监督管理总局印发的《药品网络销售监督管理办法》。两个文件分别从互联网诊疗监管和药品销售两个维度对提供互联网医疗服务的医疗机构、医务人员、相关运营平台、药品销售企业等多个主体提出了更加明确、可操作的规定，也对机构校验与退出、人员考核、企业违法责任等进行了规范，释放出国家对互联网医疗服务"强监管"的信号，有利于互联网医疗行业的长期稳定发展，也有助于规范行业行为，营造健康、可持续的行业环境。

---

① 《关于做好新冠肺炎互联网医疗服务的通知》，中国政府网，2022年12月12日，https://www.gov.cn/xinwen/2022-12/12/content_5731562.htm。

② 上海市医疗保障局、上海市卫生健康委员会：《关于推进本市"互联网+"医疗服务价格管理的通知》，上海市医疗保障局网站，2022年10月8日，http://ybj.sh.gov.cn/qtwj/20221012/647b51a9f72e42aba4516c3ef46eab31.html。

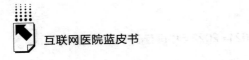

（二）2021~2022年中国互联网医院发展状况

1. 供给规模

（1）数量分布情况

随着《"健康中国2030"规划纲要》的深入落实、数字产业的快速发展以及"互联网+医疗健康"相关政策的持续支持，近两年我国互联网医院规模加速扩大，已获批资质、通过监管和挂牌运行的互联网医院数量从2020年底的995家上升至2022年底的2655家，尤其2021年和2022年新增互联网医院数量占互联网医院总数的55%以上。互联网医院已发展为我国医疗服务体系的重要组成部分，有效分流了线下医院的就诊压力，缓解了地区医疗资源挤兑。2014~2022年，我国互联网医院数量占全部医院数量的比例如图1所示。

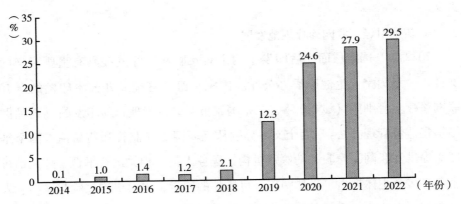

图1 2014~2022年我国互联网医院数量占比

资料来源：各地卫健委、医疗机构官网、医疗机构官微、互联网医院 App 等。

（2）地区分布情况

互联网医疗服务在2020~2022年经历了一轮广泛的用户教育和市场普及，随着互联网医院逐步由沿海城市向内陆城市、由东部地区向西部地区、由点到面的发展，截至2021年12月，全国31个省（区、市）均有互联网医院。截至 2022 年 12 月，互联网医院数量较多的省份为海南、浙江和山东，较少的省份为西藏、贵州和青海（见图 2）。

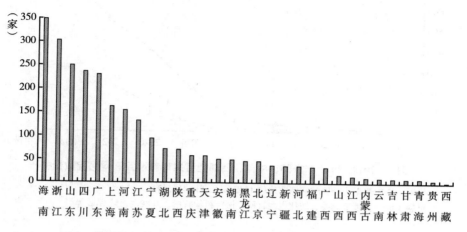

图 2　截至 2022 年 12 月全国 31 个省（区、市）互联网医院数量

资料来源：各地卫健委、医疗机构官网、医疗机构官微、互联网医院 App 等。

从地区分布情况来看，截至 2022 年 12 月，东部、中部和西部地区的互联网医院数量分别为 1649 家（占比为 62.1%）、422 家（占比为 15.9%）和 584 家（占比为 22.0%）。互联网医院多集中在东部地区的沿海城市，尤其是浙江、山东、广东、海南等省份，这些省份的互联网医院开始建设时间较早且数量增长较快。中部和西部地区互联网医院开始建设时间较晚且增长速度较慢，仅在 2021 年互联网医院建设迎来了爆发期（见图 3）。

从城市类型来看，截至 2022 年 12 月，直辖市、省会城市、地市级城市和区县级城市的互联网医院数量分别为 329 家（占比为 13.9%）、683 家（占比为 28.8%）、1044 家（占比为 44.0%）和 318 家（占比为 13.4%）。互联网医院多集中在地市级城市和省会城市，且在 2021 年增长最多；区县级城市互联网医院发展一直比较缓慢；2022 年直辖市互联网医院数量增长最快（见图 4），主要原因是上海依托多家社区卫生服务中心成立互联网医院。

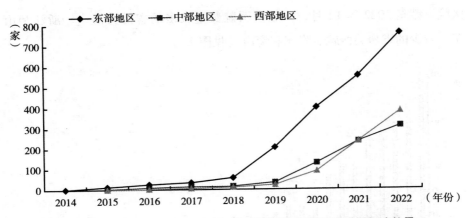

图3 2014~2022年东部、中部、西部地区累计新增互联网医院数量

说明：图中数据为挂牌时间已明确的1449家互联网医院信息。

资料来源：各地卫健委、医疗机构官网、医疗机构官微、互联网医院App等。

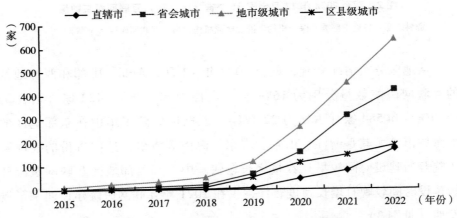

图4 2015~2022年各类型城市累计新增互联网医院数量

说明：图中数据为挂牌时间和所在城市已明确的1411家互联网医院信息。

资料来源：各地卫健委、医疗机构官网、医疗机构官微、互联网医院App等。

（3）建设模式

本报告将实体医疗机构加挂第二名称的互联网医院称为"实体医院型"互联网医院，将依托实体医疗机构独立设置的互联网医院称为"独立设置型"互联网医院。从互联网医院主导方来看，互联网医院一直以实体医院为主要主导方。截至 2022 年 12 月，实体医院型互联网医院占比达 73.1%（1868 家），独立设置型互联网医院占 26.9%（688 家）。2021~2022 年，实体医院型互联网医院每年增加 300 家左右；独立设置型互联网医院在 2021 年增量最大，全年新增建设 108 家。自 2019 年以来，实体医院型互联网医院与独立设置型互联网医院的比例一直保持在 3.5∶1 至 5.0∶1（见图 5）。

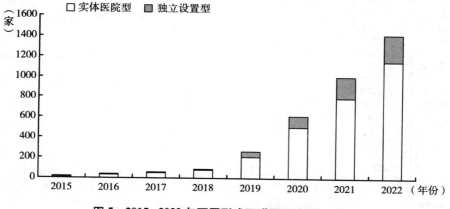

图5　2015~2022 年不同形式互联网医院分布情况

说明：图中数据为已明确挂牌时间的 1420 家互联网医院信息。
资料来源：各地卫健委、医疗机构官网、医疗机构官微、互联网医院 App 等。

从地区分布情况来看，截至 2022 年 12 月，两种形式的互联网医院均集中在东部地区，实体医院型互联网医院主要分布在地市级城市，独立设置型互联网医院主要分布在省会城市。绝大多数省份以实体医院型互联网医院为主，比如上海、广州等一线城市以及浙江、江苏等东部沿海省份，当地社会经济发展水平、优质医疗资源和卫生信息化水平较高，医疗机构有能力和积极性主导互联网医院建设。山东、四川等省份虽然以实体医院型互联网医院为主，但也兼顾独立设置型互联网医院的协同发展。宁夏和海南两地以独立设置型互联网医院为主，与当地较为宽松的互联网医院落地政策、对企业开办互联网医院持较为开放的态度以及引入优质医疗资源有关（见图 6 和图 7）。

从互联网医院依托实体医院的等级和类型来看，截至 2022 年 12 月，三级医院居多，有 1276 家（占比为 61.6%），其次是二级医院，有 537 家

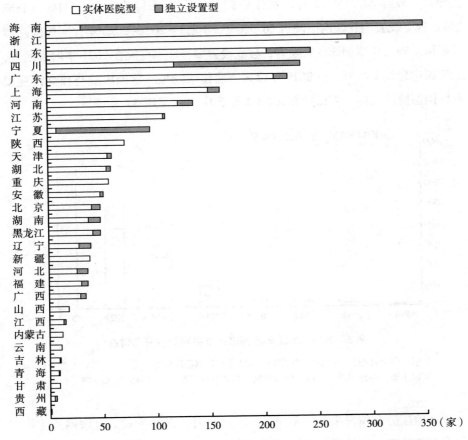

图6 截至2022年12月全国31个省（区、市）不同形式互联网医院数量

资料来源：各地卫健委、医疗机构官网、医疗机构官微、互联网医院App等。

（占比为25.9%），一级和未定级医院有260家（占比为12.5%）。《中国卫生健康统计年鉴（2022）》显示，2021年全国三级医院有3275家，据此计算，39.0%的三级医院已有互联网医院，其中，上海和浙江依托三级医院建立的实体型互联网医院占三级医院总数的比例较高，分别为98.1%和81.9%（见图8和图9）。截至2022年12月，互联网医院依托的医院类型以综合医院为主，有1314家（占比为59.3%），在2021~2022年呈快速增长趋势，由于三级和二级综合类医院诊疗服务量大、医疗技术水平高、优质卫

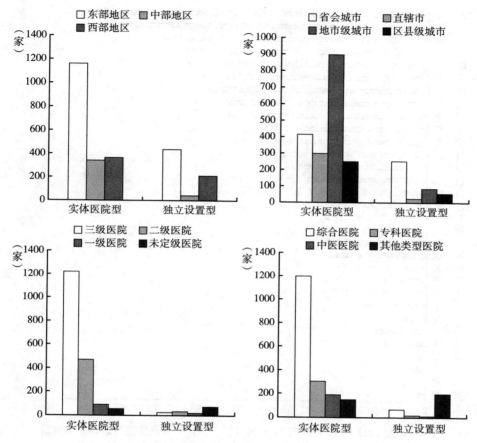

图7 截至 2022 年 12 月互联网医院的城市分布和类型分布情况

说明：由于数据可获得性不同，有些互联网医院不能确定所在城市类型以及建设模式，因此几个数据的总数不全是 2655 家。

资料来源：各地卫健委、医疗机构官网、医疗机构官微、互联网医院 App 等。

生资源集中且服务类型多样，主导建设互联网医院有利于满足医院个性化发展需求和落实分级诊疗；专科医院和中医医院占比较低且增速较缓，分别有 345 家（占比为 15.6%）和 208 家（占比为 9.4%），专科医院主要为儿童医院、妇产医院、心血管疾病医院、肿瘤医院等（见图10）。

（4）科室设置

在互联网医院已开通的科室中，开通最多的科室为内科，占比为 75.6%

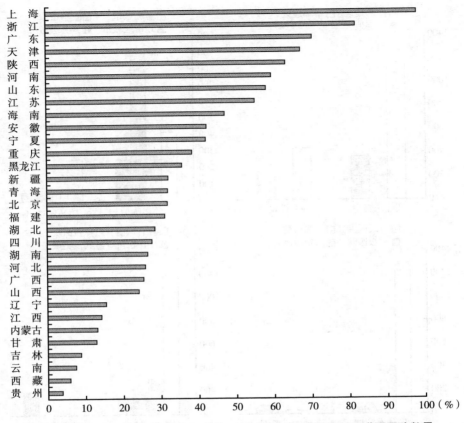

**图 8　截至 2022 年 12 月全国 31 个省（区、市）实体医院型互联网医院数量
占本省（区、市）三级医院总数的比例**

资料来源：各地卫健委、医疗机构官网、医疗机构官微、互联网医院 App 等，《中国卫生
健康统计年鉴（2022）》。

（624 家），其次为外科，占比为 56.8%（469 家）以及妇产科（占比为
52.7%）、儿科（占比为 41.9%）、中医科（占比为 33.2%）、皮肤科（占比为
25.6%）、肿瘤科（占比为 24.5%）、耳鼻喉/五官科（占比为 22.7%）和口腔
科（占比为 22.4%）。在已开通的内科科室中，开通心血管内科的互联网医院
最多，有 257 家，占互联网医院数量的近 1/3，并且有 41.2% 开通内科线上诊
疗的互联网医院开通了心血管内科，其次为内分泌科，占内科科室的 39.6%
（247 家），以及神经内科（占比为 35.1%）、呼吸内科（占比为 34.0%）和消

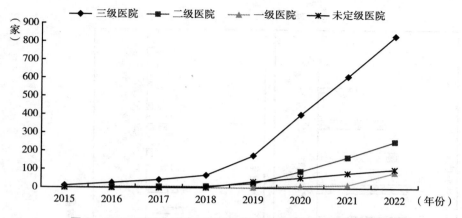

图9 2015～2022年依托不同级别实体医院的互联网医院数量

说明：图中数据为已明确挂牌时间和机构级别的1275家互联网医院信息。

资料来源：各地卫健委、医疗机构官网、医疗机构官微、互联网医院App等。

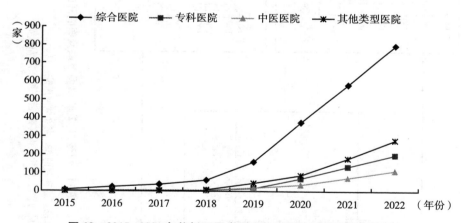

图10 2015～2022年依托不同类型实体医院的互联网医院数量

说明：图中数据为已明确挂牌时间和机构类型的1386家互联网医院信息。

资料来源：各地卫健委、医疗机构官网、医疗机构官微、互联网医院App等。

化内科（占比为29.8%）；在已开通的外科科室中，开通骨科的互联网医院最多，为173家，占互联网医院数量的21.0%，占开通外科线上诊疗互联网医院数量的36.9%，其次为泌尿外科（125家），占外科科室的26.7%，以及普通外科（占比为23.2%）和心胸外科（占比为17.3%）（见图11）。

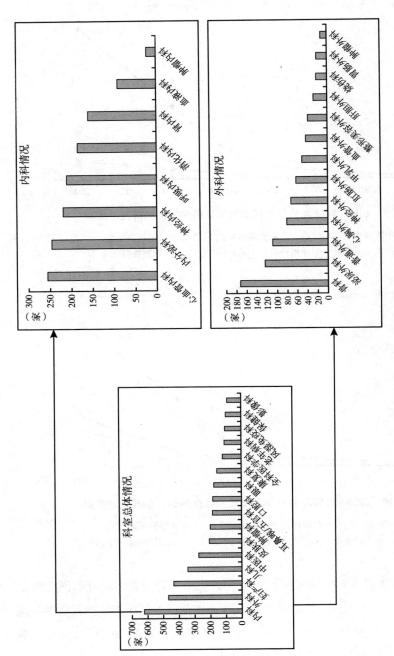

图 11 截至 2022 年 12 月互联网医院开通的线上科室数量

说明：图中数据为能明确医院已开通科室的 825 家互联网医院信息。

资料来源：各地卫健委、医疗机构官网、医疗机构官微、互联网医院 App 等。

（5）运营模式

互联网医院根据其设立主体不同可分为两类，一类是医院主导的互联网医院（实体医院型），另一类是企业主导的平台型互联网医院（独立设置型），从截至 2022 年底的数据来看，实体医院型互联网医院数量是独立设置型互联网医院数量的 2.73 倍，医院主导建立的互联网医院在数量上仍占大多数。在实际运营过程中，实体医院型互联网医院根据其运营模式还可分为两类，一类是单体医院运营模式，其特点是由一家医院进行线上线下资源融合，建立自己的互联网医院对外服务入口，向外界提供"互联网+"医疗相关服务，大多数大型综合医院建立的单体互联网医院为此种模式，而另一类是医院与互联网企业合作运营模式，医院与互联网企业的关系可能是一对多，即一家互联网企业负责多家互联网医院运营。这两种方式与企业主导的平台型互联网医院相比，在医疗服务方面依托实体医院本身的架构体系，标准相对统一，在医疗质控和流程管理方面能够更好地发挥实体医院的优势，只是在线上运营方面有所差异，前者主要依靠医院自身完成运营，后者主要依靠平台建设企业提供运营队伍来实现。互联网企业独立设置的互联网医院运营模式主要为全国各地注册医生、护士入驻平台提供医疗相关服务，由平台方统一提供运营管理，在医疗资源的有效性、安全性方面与由实体医院主导建立的互联网医院相比还有一定的差距，监管也较为困难，更容易沦为"网络药店"，局限于线上药品销售①，不同互联网医院运营模式特点如表 1 所示。

表 1 三种互联网医院运营模式特点

模式	主要特点	医疗资源来源	优势	劣势
单体医院运营模式	单一实体医院依靠自身资源、团队开展业务和运营	实体医院注册医生和护士	建设标准规范、统一，医疗资源安全、丰富，可发挥本院医疗优势	没有专门运维人员，运营压力较大

---

① 汪文晶、祝锡永：《供应链视角下互联网医院运营模式研究》，《物流技术》2023 年第 3 期，第 15~21 页。

续表

模式	主要特点	医疗资源来源	优势	劣势
医院与互联网企业合作运营模式	医院入驻互联网平台,医院负责医疗业务,企业平台负责运营	实体医院注册医生和护士	医疗资源安全、丰富,可发挥本院医疗优势,由互联网企业提供专业运维技术支持	医院与企业方权责划分困难
互联网企业平台运营模式	医生入驻互联网企业独立设置的互联网医院,企业平台负责运营	全国各地注册医生、护士入驻平台	互联网企业提供专业运维技术支持	医疗资源安全性、丰富度难保障,监管困难,医务人员与企业方权责划分困难

2. 项目价格

根据数据调研,截至 2022 年 12 月,在各互联网医院开展的服务项目中,开展咨询项目和复诊开药项目的互联网医院占比最高,开展率分别为 88.8% 和 77.2%,其他项目(涉及护理、心理咨询和慢病管理等)开展率为 29.0%,其次为远程会诊和健康管理,开展率分别为 26.5% 和 21.1%,开展远程健康监测的互联网医院占比最低,低于 5%(见图 12)。

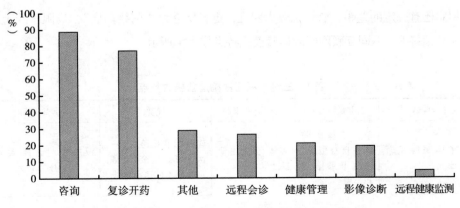

图 12　截至 2022 年 12 月互联网医院服务项目开展情况

说明:图中数据为公开收集到开展服务项目的 1567 家互联网医院信息。

资料来源:各地卫健委、医疗机构官网、医疗机构官微、互联网医院 App 等。

2021~2022 年，我国各省份设置的"互联网+"医疗服务项目基本无太大变化，主要就医疗服务价格和医保支付管理方面做出规范。本报告综合各省级医疗保障部门出台的"互联网+"医疗服务收费政策，从服务项目内容、医疗服务价格和医保支付管理方面入手，分析我国互联网医院开展的医疗服务项目进展情况。

2021~2022 年，共有 12 个省份的医保部门就"互联网+"医疗服务出台了 14 个相关政策文件（其中，山东和宁夏分别出台了 2 个政策文件），集中在东部地区，规范了本省份"互联网+"医疗服务医保管理工作，进一步满足人民群众对"互联网+"医疗服务的需求（见表 2）。

表 2   各省份医保部门出台的"互联网+"医疗服务相关政策文件情况

省份	时间	政策名称	文号
天津	2022 年 11 月 1 日	《天津市医保局关于印发〈天津市"互联网+"医疗服务医保支付管理办法〉的通知》	津医保规〔2022〕2 号
河北	2021 年 1 月 19 日	《河北省医疗保障局关于印发〈河北省"互联网+"医疗服务医保管理办法（试行）〉〈河北省医疗保障定点医疗机构"互联网+"医疗服务医保补充协议〉的通知》	冀医保规〔2021〕1 号
辽宁	2022 年 7 月 12 日	《关于公开征求辽宁省"互联网+"医疗服务医保支付管理办法意见的公告》	——
上海	2022 年 10 月 8 日	《关于推进本市"互联网+"医疗服务价格管理的通知》	沪医保价采发〔2022〕38 号
浙江	2022 年 12 月 8 日	《浙江省医疗保障局　浙江省卫生健康委员会关于进一步推进"互联网+医保"发展的通知》	浙医保联发〔2022〕19 号
安徽	2021 年 3 月 26 日	《安徽省医疗保障局关于印发〈安徽省"互联网+"医疗服务医保支付管理办法（试行）〉的通知》	皖医保秘〔2021〕29 号
福建	2021 年 9 月 18 日	《福建省医疗保障局关于完善互联网医院复诊诊查费等项目价格有关问题的通知》	闽医保〔2021〕86 号

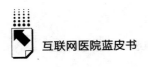

续表

省份	时间	政策名称	文号
山东	2022 年 11 月 21 日	《关于印发〈山东省医疗保障定点医疗机构开展"互联网+"医疗服务协议文本(试行)〉的通知》	鲁医保发〔2022〕33 号
	2022 年 12 月 28 日	《关于做好新型冠状病毒感染互联网医疗保障服务工作的通知》	鲁医保发〔2022〕44 号
广东	2022 年 12 月 20 日	《关于进一步做好新冠肺炎"互联网+"医疗服务医保支付工作的通知》	—
广西	2022 年 4 月 27 日	《自治区医保局关于我区第一批"互联网+"医疗服务项目价格和医保支付有关问题的通知》	桂医保发〔2022〕15 号
海南	2022 年 12 月 21 日	《海南省医疗保障局关于做好新冠疫情防控救治"互联网+"医疗服务收费和医保支付工作的通知》	琼医保〔2022〕322 号
宁夏	2021 年 3 月 23 日	《自治区医疗保障局关于印发〈宁夏回族自治区"互联网+"医疗服务医保支付管理办法〉的通知》	—
	2021 年 11 月 20 日	《自治区医保局 自治区卫生健康委关于进一步做好"互联网+"医疗服务医保支付工作的通知》	宁医保发〔2021〕152 号

资料来源:各地医疗保障局官网。

（1）服务项目内容

2021～2022 年，北京、山西、上海、福建、山东、广东、广西和贵州增加了"互联网+"医疗服务项目内容。为充分发挥互联网医疗服务的积极作用，北京、山西、山东、广东和贵州相继出台相关政策文件，允许具备互联网医院资质、互联网诊疗服务资质的定点医疗机构在线提供新冠病毒感染相关症状的首诊服务，此后，天津、河北、内蒙古等也出台了相应政策。这一政策开创性地打通了互联网医院首诊服务通道。另外，上海、福建和广西在远程会诊、远程诊断和远程监测项目方面进行明确。上海在前期试点的基础上，试行"互联网远程特约高级专家诊察费""互联网远程会诊费"等互联网特需医疗服务项目，实行市场调节价管理；福建统一全省公立医疗机构"居家自动腹膜透析远程实时监测项目"价格，将该项目纳入医保支付范围；广西明确远程会诊类价格为200元/次，"远程心电监测"、"远程起搏器监测"和"远程除颤器监测"远程监测类价格为60元/日，"远程病理诊断"价格为300元/次、"远程影像诊断"价格为50元/次和"远程心电诊断"价格为35元/次。各省（区、市）"互联网+"医疗服务项目如表3所示。

表3　全国31个省（区、市）"互联网+"医疗服务项目情况

序号	省（区、市）	互联网诊察			远程会诊	远程诊断	远程监测	项目合计
		互联网复诊	心理咨询	疫情首诊				
1	北　京	√	×	√	×	×	×	1
2	天　津	√	×	×	×	×	×	1
3	河　北	√	×	×	×	×	×	1
4	山　西	√	×	√	√	×	×	2
5	内蒙古	√	×	×	×	×	×	3
6	辽　宁	√	×	×	×	×	×	1
7	吉　林	√	×	×	√	×	×	2
8	黑龙江	√	×	×	×	×	×	1
9	上　海	√	×	×	√	×	×	2
10	江　苏	√	×	×	√	×	×	2
11	浙　江	√	×	×	√	×	√	3
12	安　徽	√	×	×	×	×	×	1
13	福　建	√	×	×	√	√	√	4
14	江　西	√	×	×	√	×	×	2
15	山　东	√	×	√	√	×	√	4
16	河　南	√	×	×	×	×	×	1
17	湖　北	√	×	×	×	×	×	1
18	湖　南	√	×	×	√	×	√	4
19	广　东	√	×	√	×	×	×	2
20	广　西	√	×	×	√	√	√	4
21	海　南	√	×	×	√	×	√	4
22	重　庆	√	×	×	×	×	√	3

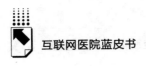
续表

序号	省(区、市)	互联网诊察			远程会诊	远程诊断	远程监测	项目合计
		互联网复诊	心理咨询	疫情首诊				
23	四　川	√	×	×	√	×	√	3
24	贵　州	√	×	<u>√</u>	×	×	×	1
25	云　南	√	×	×	×	×	×	1
26	西　藏	×	×	×	×	×	×	0
27	陕　西	√	×	×	√	×	×	2
28	甘　肃	√	√	×	√	×	√	4
29	青　海	√	×	×	√	×	√	3
30	宁　夏	√	×	×	√	×	√	3
31	新　疆	√	×	×	×	×	×	1

注：加下划线部分为2021~2022年新增服务项目。

资料来源：各地医疗保障局官网。

（2）医疗服务价格和医保支付管理

各项医疗服务项目的价格和医保支付由医疗保障部门进行管理。医疗服务价格和医保支付管理指医疗保障部门对申请签订"互联网+"医疗服务医保协议的定点互联网医疗机构进行管理，主要包括"互联网+"医疗服务价格项目设立、价格确定和"互联网+"医疗服务项目医保支付、结算以及医疗服务行为监管。

①医疗服务价格

目前，公立医疗机构医疗服务项目价格以政府定价调节为主。互联网诊察类医疗服务项目价格的设定主要分为两类。一类是按照现行的线下公立医疗机构门诊诊察类项目价格收费，如天津、河北、上海等省份。山东和广东开展的新冠病毒感染相关症状的首诊服务，按照现行线下诊察费价格政策执行。另一类是设定最高限价执行标准，规定不高于相应公立医疗机构线下收费价格，如辽宁、山东。辽宁规定"省医保局制定省管公立医疗机构互联网诊察费最高限价，各市按照分级定价原则，制定市及市以下各级公立医疗机构互联网首诊诊察费最高限价"。山东指出"开展互联网复诊价格仍按之前定价政策执行，不得按首诊诊察费价格收取费用"。远程会诊、远程诊断和远程监测等一系列远程医疗服务一般由医保部门定价，但是定价的灵活程度高于互联网诊察类项目。如广西列出三级公立医疗机构最高指导价，二级公立医疗机构执行的最高价格不得高于三级公立医疗机构最高指导价的90%，一级及以下公立医疗机构执行的最高价格不得高于三级公立医疗机构最高指导价的80%。同时，部分地区远程类项目由医疗机构按市场条件自主定价。如上海指出"互联网远程会诊费等互联网特需医疗服务价格项目，实行市场调节价管理"。公立医疗机构可按照成本加适当盈余同时兼顾市场供应情况的原则自主定价。非公立医疗机构提供的"互联网+"医疗服务，价格由市场调节。

同时，河北、上海等部分省市医保部门通过建立"互联网+"医疗服务价格项目负面清单，进一步规范医疗服务价格管理。如河北医保部门明确"仅发生于医疗机构与医疗机构之间、医疗机构与其他机构之间，不直接面向患者的服务；以及医疗机构向患者提供不属于诊疗活动的服务以及非医务人员提供的服务，不作为医疗服务价格项目，包括但不限于远程手术指导、远程查房、医学咨询、教育培训、科研随访、数据处理、医学鉴定、健康咨询、健康管理、便民服务等"。

②医保支付管理

2021~2022年，各省份积极推进"互联网+"医疗服务医保支付管理工作。河北、浙江、广东等地将合规的诊察费和药品费纳入医保支付范围，即互联网医疗服务定点医疗机构诊察服务中发生的诊察费和药品费用可以按照医保相关规定支付。提供药品配送服务的费用不纳入医保支付范围。山东和广东开展的新冠病毒感染相关症状的首诊服务发生的诊察费和药品费按照医保规定支付。

各省份同步探索"互联网+医保"新生态，逐步探索扩大"互联网+"医疗服务医保支付范围。一是允许个人账户支付。天津、辽宁、安徽、宁夏、新疆等地参保人员个人负担的费用可由职工医保个人账户支付。二是推进互联网门诊慢特病医保支付。如海南将参保人员常见病、慢性病"互联网+"复诊服务纳入医保基金支付范围，执行乙类项目报销政策。辽宁优先支持糖尿病、高血压等门诊慢特病"互联网+"医疗服务医保支付，将门诊慢特病等起付线、报销比例和最高支付限额相关待遇与线下医疗服务合并计

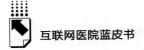

算。三是探索药品处方流转政策。如浙江通过对接全省"智慧医保"处方流转平台，实现电子处方网上流转，积极落实包括高血压、糖尿病等12种常见慢性病的长处方制度，构建在线诊疗、在线支付、线下配送的医药服务生态圈。

3. 药品供应

互联网医院处方流转平台指通过互联网医院、药店（社会药店或医院实体药房）和患者三者数据对接，在医生、药师和患者之间实现处方和药品信息互联互通，完成医师的电子处方开具、药师在线审核、药店调配核对和药品配送、药学咨询、随访等步骤，为患者提供互联网药学全链条服务的技术支持平台。[1]

处方流转平台作为互联网医院诊疗活动的重要一环，其发展是推动互联网诊疗普及的强大动力。随着促进"互联网+医疗健康"、鼓励互联网医院发展等政策陆续出台，全国多个地区已通过多种形式积极探索医院处方流转模式，探索建设处方流转平台。[2]

从处方流转运行的连接方式来看，当前主要包括处方流转平台、处方统一接口平台、处方共享服务平台和药物连体服务平台。医院HIS系统和处方统一接口平台相互连接。药房接入药品服务平台，服务平台根据患者的地理位置提供离患者最近的药房信息，患者可自行选择线下取药或将药品线上配送到家，患者通过线上平台对购买的药品进行支付。

从各地建设实践来看，主要包括三种处方流转类别，第一类是基于线上就诊全流程的互联网医院药房的处方流转。微医互联网总医院与天津市和平、南开、西青三区29家基层医疗机构上线健共体标准化门诊，患者可通过线下门诊或线上复诊的方式让医生开具处方，所有健共体共享处方都会流转到云药房的审方平台。云药房衔接了基层医院和二级、三级医院

---

① 《互联网医院处方流转平台规范化管理专家共识解读——试看远程医疗的B2C模式》，京东健康，2020年4月13日，https://www.jd.com/pccontent/1495608。

② 《互联网医院处方流转平台建设的探索》，健康界，2022年6月7日，https://www.cn-healthcare.com/article/20220607/content-570166.html。

的药品目录，供应超 3000 个种类药品。① 湖南省通过与全民健康信息平台及医院 HIS 对接，对省内的所有处方（院内院外、线上线下）进行收集，对收集的处方清洗整理，形成处方数据完整、专业、可用的电子处方中心，医生端、患者端、政府监管端、平台线下联网药店均可以查询处方，患者便于查询处方、政府便于监管。第二类是基于单体医疗机构的处方流转。上海市儿童医院为满足针对复诊患者和常见慢性病患者的药品供应需求，根据儿童用药剂量、剂型、储存方式等特殊要求，创建了儿童药品专属配药舱模式，开通互联网医院"云药房"。云药房通过药企专业化医药物流、规范化冷链配送模式，以一张处方、一个包裹、一站式配送的专业化配送模式直抵患者家中，让互联网医院的药物配送更规范、更安全。第三类是基于线下医药机构的互联网药房的处方流转。上海构建了政府主导的家庭医生签约处方流转模式，为满足患者购药种类多样性的需求，上海市卫健委构建了市级延伸处方目录库，与社区卫生服务中心的药品目录整合形成处方流转药品库。延伸处方目录库作为线上药品库，由上海医药和国药两大企业共同提供，三方协商形成药品目录库。北京利用华润云平台扩展基层医疗机构药房，患者在华润云平台取得的药品在社区卫生服务中心可实现医保结算。京东在广西北海市通过京东私域模式建立全市统一的互联网处方流转平台，区域内二级以上公立医疗机构的所有处方通过 HIS 系统接入该平台。云药房包括医疗机构、京东自营门店和入驻京东平台的 POP（Point of Purchase）药店（京东平台上由品牌商家自主经营的线上店铺）的药品。患者就诊后可自由选择取药医药机构，由选择的医药机构履行配送服务。

从服务流程看，一般包括以下流程。就诊：患者进入互联网医院平台完成挂号、线上问诊。开方：医生根据患者病情并结合互联网医院药房开具电子处方。审核：通过大数据智能审核或具备审方资质的药师对电子处

---

① 《市医保局　市卫生健康委关于支持医疗联合体内处方流动有关工作试行的通知》，天津市医疗保障局网站，2020 年 12 月 7 日，https：//ylbz.tj.gov.cn/xxgk/zcfg/ybjwj/202102/t20210204_ 5347666.html。

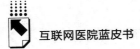

方进行审核，接入医保支付的互联网医院会加入医疗保障部门的审核。①流转：审核合格的电子处方通过处方流转平台匹配满足本处方的医疗机构或药店的信息，患者也可选择就近的医药机构自取或选择物流配送到家的方式。支付：对于尚未开通医保支付的互联网医院，患者以全自费的方式进行线上缴费，对开通医保支付的互联网医院，患者则仅需支付自付部分。配送：医药机构接收到电子处方后，对药品进行调配、核对、现场发放或邮寄。药学服务：互联网医院或线下医药机构药师开展线上药物咨询、用药指导及不良反应追踪等。

互联网医院的在线药品目录是医师开具互联网处方的依据，也是实现互联网医院诊疗量的基础，一般由互联网医院的药学团队负责在线药品目录的维护。② 互联网医院的在线药品目录根据互联网医院的构成有不同的遴选方式：由单体医疗机构设立的互联网医院的在线药品目录，以该实体医疗机构的用药目录为基础建立，且药品品规与实体医疗机构保持一致；依托多家实体医疗机构设立的互联网医院的在线药品目录，通过在国家医保药品目录和互联网医院注册所在地省级药品网上采购平台供应品种中进行遴选确定。而在线药品目录的确定不仅会考虑国家基本药物和医保药品目录中的药品，还要兼顾妇女、儿童特需用药。在无法保证配送和使用安全性的情况下，是不宜将相应药品列入在线药品目录的，或者列入在线药品目录，但仅限于到医院或药店自取的方式。

4. 监管措施

对互联网医疗服务的监管一直是政府关注的重点。2022 年 3 月，国家卫生健康委办公厅、国家中医药管理局办公室针对互联网诊疗监管中面临的突出问题，联合印发了《互联网诊疗监管细则（试行）》③（以下简称《细

---

① 洪东升、吴佳莹、卢晓阳：《互联网医疗模式下电子处方审核及流转的实践与思考》，《中国医院药学杂志》2020 年第 15 期，第 1666~1669 页。
② 孙华君、于广军：《互联网医院的药事管理和药学服务》，《上海医药》2020 年第 17 期，第 3~5 页。
③ 《关于印发互联网诊疗监管细则（试行）的通知》，医政司网站，2022 年 3 月 15 日，http：//www. nhc. gov. cn/yzygj/s3594q/202203/fa87807fa6e1411e9afeb82a4211f287. shtml。

则》），为规范互联网诊疗活动，加强互联网诊疗监管体系建设提供了更具操作性的标准。《细则》明确了互联网诊疗监管以属地化监管为主线，强调线上线下一体化监管，落实互联网医院所依托的实体医疗机构责任，并且对开展互联网诊疗活动的机构、人员、业务、安全等多个方面提出具体的监管要求。医疗机构：明确部门设置、管理制度、患者知情同意、社会监督、评价和退出机制等相关要求。医务人员：提出医务人员身份与资质认证、培训考核、注册备案等相关要求。诊疗业务：确定实名制就诊、接诊与终止条件、电子病历管理、药品管理、收费管理、行风建设、数据接口、数据保存等相关要求。质量安全：包括医疗质量、患者安全、网络安全、信息反馈渠道、不良事件报告、发布内容等监管责任要求。《细则》对互联网医院的处方流转和药品销售这一互联网医疗服务业务中的关键环节和互联网复诊续方的"最后一公里"，也是互联网医院问题频发的焦点进行了严格规定，要求处方应由接诊医师本人开具，严禁使用人工智能等自动生成处方，并且在线开具的处方必须有医师电子签名，经药师审核合格后方可生效。同时，还规定处方药应当凭医师处方销售、调剂和使用，严禁在处方开具前，向患者提供药品，严禁以商业目的进行统方。2022年8月，国家市场监督管理总局印发《药品网络销售监督管理办法》①，细化关于药品网络销售的规定，对药品经营企业、药品网络销售平台等主体、各流程的监管予以细化，同时，对各级监管主体的监管内容进行进一步划分与明确，在法律责任一章对各项违规违法行为的处罚进行了明确，落实中共中央、国务院关于药品监管"四个最严"的要求。

地方实践方面，2022年10月，安徽省卫生健康委员会率先发布地方性的《互联网诊疗监管细则实施办法（征求意见稿）》，还同步出台了《安徽省互联网诊疗服务评价标准及退出机制（试行）》，组织专家对互联网服务评价制定了量化表，评价结果分为服务三星、服务二星、服务一星、服务零

---

① 《药品网络销售监督管理办法》，国家市场监督管理总局网站，2022年8月3日，https://www.samr.gov.cn/zw/zfxxgk/fdzdgknr/fgs/art/2023/art_27f2fba302ab48239dfde1a5b5095156.html。

星四个等次，并明确了互联网诊疗八项退出机制。湖北省卫生健康委员会于2021年1月在全国率先印发《湖北省互联网医院药学服务管理办法（试行）》①，该文件是全国首个规范互联网医院开展药学服务的省级地方标准，针对互联网医院为患者开具处方及处方流转、购药提出明确规范，保障居民线上用药安全。该文件明确规定，互联网医院开具的电子处方当日有效，特殊情况下需延长有效期的，由开具处方的医师注明有效期，但有效期最长不得超过3天。同时，为方便患者获取线上处方药，还明确互联网医院可为患者提供处方流转服务，建立互联网医院处方流转平台，遴选入驻平台零售药店。患者可凭互联网医院开具的处方在该互联网医院实体医疗机构调配取药，或委托第三方药品配送企业配送，以及流转处方至零售药店取药。平台零售药店药品目录、价格要与实体医疗机构保持一致。2021年10月，北京协和医院编制发布《北京协和医院互联网医院管理技术规范》，该文件是全国首个医院建设互联网医院管理标准，为医疗机构建设互联网医院提供了技术和管理借鉴。2021年12月，北京成立北京市互联网诊疗质量控制和改进中心，北京大学第三医院作为北京市互联网诊疗质控中心主任委员单位，牵头组织专家分组、制定评价细则，对北京市取得互联网诊疗服务资质的部分医疗机构开展服务与质量安全督导评价，为区域性互联网医院的监管和质控提供参考。

5. 需求利用

近年来，公立医院主导的线下医疗服务受到了冲击，居民对线上医疗的需求逐步增加，互联网诊疗行业市场规模迅速扩大。美国Verify Markets咨询公司的数据显示，中国在线诊疗市场未来的规模将比美国大。

2021年，我国互联网医院的日均在线诊疗人数达133人②，与2020年

①《关于印发〈湖北省互联网医院药学服务管理办法（试行）〉的通知》，湖北省卫生健康委员会网站，2021年1月14日，http://wjw.hubei.gov.cn/zfxxgk/zc/gfwj/202101/t20210114_3244181.shtml。

②《2022中国互联网医院发展报告及百强案例集发布》，健康界，2022年11月28日，https://zk.cn-healthcare.com/doc-show-69233.html。

相比增长 141.8%。其中，日均在线诊疗人数超过 100 人的互联网医院占比为 42.7%。从日均在线诊疗人数来看，互联网医院的建设取得了显著的成果。截至 2022 年 12 月，国内互联网医疗用户数量已达 3.63 亿人，较上一年同期增长 6466 万人，占我国整体网民数的比例达 34.0%。① 目前，我国远程医疗服务已覆盖全国 31 个省（区、市）及新疆生产建设兵团，地市级和县级远程医疗服务实现全覆盖；2022 年互联网诊疗服务量达 2590 万人次、远程医疗服务量达 2670 万人次，日均服务量较之前明显提升。

目前，我国互联网诊疗处于快速发展期。随着监管体系的逐步完善，互联网诊疗建设已经取得了一定的成就和进展，当前互联网诊疗的人群利用情况主要呈现以下特点：从城乡居民来看，城镇居民网上预约挂号服务使用率比农村居民高 14.1 个百分点，城镇居民在线查询检测报告使用率也比农村居民高 12.1 个百分点。但从远程医疗服务使用率来看，农村居民略高于城镇居民 0.6 个百分点。② 相较于城镇居民，农村居民对互联网诊疗服务的知晓程度较低。从受教育水平来看，研究显示中专及以下学历的患者使用互联网诊疗服务的比例较低，仅为 17.54%，受教育水平为大学本科及以上的比例为 37.37%，占比最高。③ 这表明受教育程度的不同会影响患者对互联网诊疗的接受度，由此可见，受教育程度较高的患者，对互联网诊疗的接受程度同样较高。从性别与年龄来看，我国互联网诊疗的男性用户与女性用户数量无明显差异。用户年龄主要分布在 41～65 岁，占比达45%；19～40 岁的群体次之，占比达 27%；年龄低于 18 岁以及高于 66 岁的群体使用互联网诊疗的比例较低。④ 可以看到，19～65 岁的群体是互联网诊疗的主要参与者，这些人能够较熟练地运用互联网技术，并且具备自主就医的能力。

---

① 《第51次〈中国互联网络发展状况统计报告〉》，中国互联网络信息中心，2023 年 3 月 2日，https://www.cnnic.cn/n4/2023/0303/c88-10757.html。
② 《国家互联网信息办公室发布〈数字中国发展报告（2022 年）〉》，中国网信网，2023 年5 月 23 日，http://www.cac.gov.cn/2023-05/22/c_1686402318492248.htm。
③ 张鸿文等：《北京市属医院互联网诊疗利用情况及需求调查》，《中国医院》2022 年第 1 期。
④ 张鸿文等：《北京市属医院互联网诊疗开展情况调查》，《中国医院》2021 年第 12 期。

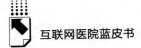

然而必须指出的是，当前我国互联网诊疗服务的发展也面临重要问题，即患者对互联网诊疗的接受度和使用率还不够高。这导致互联网就诊量占总门诊量的比例仍处于较低水平，并且患者持续使用率也较低，据统计仅有不到4%的患者使用互联网诊疗的频率能达到每年5次以上。① 总体来看，当前互联网医疗的应用较好地满足了部分患者的就医需求，但仍有巨大的发展潜力。可以预见，随着互联网诊疗的不断发展和完善，患者对互联网诊疗的接受度和使用率将持续提高，互联网诊疗行业必将迎来其发展的成熟阶段。

二 2021~2022年中国互联网医院发展问题剖析

2021~2022年互联网医院保持持续发展的态势，但互联网医院在发展过程中仍面临行业环境和规范有待改善的问题，影响其长远发展。

（一）"互联网+医疗健康"发展热潮下，基层医疗机构发展仍然滞后

从互联网医院的分布情况来看，虽然近两年在东部地区设立以及依托三级医院、综合医院设立的互联网医院数量均有所减少，但互联网医院在大型医院的集聚特征仍十分显著。在公立医院高质量发展目标引领下，大型医院在互联网医院建设以及运营方面能够通过内部流程再造优化，将互联网服务纳入线下实体医疗机构的服务体系，形成更加方便快捷、科学合理的线上线下一体化服务体系，发展成效更为显著。相对而言，基层医疗机构患者辐射范围通常有限，对医疗服务效率提升的迫切感不足，并且其信息化基础和进行互联网运营的能力相对较弱，其发展能力和动力相对欠缺，致使其在整体发展动能上仍然较弱。

---

① 《国家互联网信息办公室发布〈数字中国发展报告（2022年）〉》，中国网信网，2023年5月23日，http://www.cac.gov.cn/2023-05/22/c_1686402318492248.htm。

（二）线上医疗服务供需明显失衡，需关注适老化改造

互联网医疗服务存在严重的供需失衡问题，一方面，老年人作为慢性病的高发群体，是互联网医院的重要服务对象，也是互联网医院运营需要重点关注的用户类型。另一方面，互联网医疗服务作为一项新兴事物，极大地依赖计算机网络和智能设备，并且使用者需接受非面对面的传统就医模式，而老年人与年轻人相比，其使用互联网设备的技能、对新事物的接纳程度和电子健康素养均有所欠缺，这些特征均不利于其对互联网医疗服务的利用，需要加强互联网诊疗服务的适老性升级改造，为需要线上医疗服务的人群提供更优质、友好的服务体验。

（三）在互联网医院迅速发展的背景下，"三医"协同治理问题仍待突破

互联网医院作为一项新生事物，其在医保、医疗、医药协同治理方面仍存在诸多亟待破解的难题。一是定价机制。除上海开展了特需诊察费自主定价试点外，全国范围内对互联网医疗服务可以开展哪些项目、项目内容以及定价机制等仍有待进一步明确。在医保支付方面，目前医保部门除对常见病、多发病的互联网复诊、部分远程监测和诊疗进行支付外，大多数互联网医疗项目未被纳入医保支付范围，影响了互联网医疗服务范围拓展，也影响了患者对互联网医疗服务的使用意愿。二是药品配送。目前，互联网医院以复诊开方为主要服务项目，长期用药的慢性病患者需求更为迫切，但由线上到线下的药品配送仍未形成"信息流—资金流—处方流"的完整链条，且较高的药占比已成为医院潜在的考核风险，进一步制约了服务发展。如何在安全可控的基础上，营造"三医"联动的发展环境，保障互联网医院健康可持续发展，需要持续关注。

（四）线上诊疗技术规范有待完善，影响互联网医疗服务深入发展

互联网首诊政策是否适合完全开放目前仍处于探讨状态，其根源在于如

何确保互联网首诊与线下首诊的同质化。当前针对互联网医疗服务的监管内容着重于操作层面，而在诊疗技术层面如哪些病种适宜线上首诊，如何制定诊疗标准等仍需进一步明确，由此也导致当前互联网医疗服务中以临床诊疗为核心的服务功能尚未得到深入发展。建立基于互联网、物联网、传感器、人工智能等新一代信息技术的线上临床诊疗技术规范，将成为影响互联网医疗服务跨越式发展的关键所在。

三　中国互联网医院发展政策建议

（一）整合：线上线下一体化发展

对于大多数互联网医院，尤其是作为实体医疗机构第二名称的互联网医院而言，互联网医院与依托的实体医院是一对一的绑定关系，二者共享医院拥有的医疗、人力资源，也辐射相同的服务人群。因此，互联网医院的建设并非另起炉灶，而是与实体机构的融合、升级与优化、提升，未来可在两个层面进行资源整合，一是医院内部，整合互联网医院、智慧医院、实体医院等多种概念内涵，梳理医院医疗服务管理流程，优化资源配置，将适宜的服务类型放在线上开展，做好线上线下服务场景的切换衔接，提高医院服务和管理的整体效能；二是医院之间，建立互联网医院医联体，实现更大范围内的医院联合，在检查检验结果互认、分级诊疗、异地转诊等政策落地方面发挥更大的作用。

（二）监管：更强调依托实体的标准化发展

《细则》作为互联网诊疗纲领性的政策文件，将在今后一段时间内持续影响互联网医院、互联网医疗行业的发展。由于《细则》更强调依托实体医疗机构发展互联网医院，因此，未来可能会对互联网医疗平台的申办准入带来一定冲击。互联网医疗平台如何依靠非本院医疗资源为患者提供服务，并按照现行监管体系构建自己的盈利模式，与单体型互联网医院实现差异化协调发展，尚待进一步探索和实践验证。此外，多家独立设置的互联网医院依托同一家实体医院开展互联网医疗服务，后续也应厘清多机构间的合作关系和权责义务，避免可能的医疗风险。

（三）"三医"联动：医保、医药发力，保障和引导互联网医院发展

互联网医院作为医药卫生服务系统中的一项新兴事物，正处在建章立制的初期发展阶段，需要依靠医疗、医保、医药"三医"联动。一是通过顶层设计，引导其发展方向；二是通过灵活探索，激发其发展潜能。在医疗方面，选择适宜的科室和疾病类型，适当增加服务项目，探索互联网首诊服务，保障患者享受便捷、安全的就医服务；在医保方面，设立更加灵活的收费标准，更好地体现医务人员的服务价值，将更多线上线下同质化的服务内容纳入医保支付范围，提高互联网医疗服务的可及性，增强患者使用互联网医疗服务的意愿；在医药方面，考虑互联网医院药品费用较高的客观情况，与依托的实体医院药品费用开展综合测算，设置合理的药占比考核标准，并依托云药房切实解决院内药品配备种类限制、不同层级医疗机构药品配备差异性较大等问题，方便老百姓就医取药。

专 题 篇
Special Reports

B.2
互联网医院监管机制研究

郭默宁　张世红　路凤　白玲　王天奇*

摘　要： 互联网医院监管是保证互联网医疗高质量发展的重要内容，本报
告对北京互联网医院监管的建制与实践进行了介绍，包括互联网
医院监管平台建设与应用，以及互联网医院事前、事中、事后监
管实践；对北京互联网医院监管的亮点和存在的问题进行了分
析；针对存在的问题，提出与完善互联网诊疗的监管框架、完善
线上线下一体化的监管体制、建立相关部门有效配合的监管工作
机制、加强医疗机构信息系统的自动化实时监管、完善监管平台
数据采集和质控、健全互联网诊疗服务追踪管理等体制机制及加
强信息系统支撑等方面有关的建议。

* 郭默宁，研究员，北京市卫生健康大数据与政策研究中心副主任；张世红，正高级工程师，
北京市卫生健康大数据与政策研究中心标准与评价部主任；路凤，博士，研究员，北京市卫
生健康大数据与政策研究中心数据资源与统计部主任；白玲，北京市卫生健康大数据与政策
研究中心高级工程师；王天奇，北京市卫生健康大数据与政策研究中心研究实习员。

关键词： 互联网医院　监管机制　北京

一　背景与现状

（一）政策背景

为贯彻落实《国务院办公厅关于促进"互联网+医疗健康"发展的意见》有关要求，进一步规范互联网诊疗行为，发挥远程医疗服务的积极作用，推动互联网医疗服务健康快速发展，保障医疗质量和医疗安全，国家卫生健康委和国家中医药管理局于2018年7月下发了《关于印发互联网诊疗管理办法（试行）等3个文件的通知》，对互联网医院的准入、执业规则、监督管理等提出了具体明确的要求，指出实施互联网医院准入前，省级卫生健康行政部门应当建立省级互联网医疗服务监管平台，与互联网医院信息平台对接，实现实时监管。省级卫生健康行政部门与互联网医院登记机关，通过省级互联网医疗服务监管平台，对互联网医院共同实施监管，重点监管互联网医院的人员、处方、诊疗行为、患者隐私保护和信息安全等内容。将互联网医院纳入当地医疗质量控制体系，相关服务纳入行政部门对实体医疗机构的绩效考核和医疗机构评审，开展线上线下一体化监管，确保医疗质量和医疗安全。同时，互联网医院应当建立互联网医疗服务不良事件防范和处置流程，落实个人隐私信息保护措施，加强互联网医院信息平台内容审核管理，保证互联网医疗服务安全、有效、有序开展。

为进一步规范互联网诊疗活动，加强互联网诊疗体系建设，2022年2月，国家卫生健康委办公厅和国家中医药管理局办公室联合制定了《互联网诊疗监管细则（试行）》，明确指出国务院卫生健康主管部门和中医药主管部门负责指导全国互联网诊疗监管工作，地方各级卫生健康主管部门（含中医药主管部门，下同）落实属地化监管责任，对医疗机构监管、人员监管、业务监管、质量安全监管、监管责任提出具体要求。该细则指出医疗机构应当保证互联网诊疗活动全程留痕、可追溯，并向省级监管平台开放数据接口。省级卫生健康主管部门应当按照"最少可用原则"采集医疗机构的相关数据，省级监管平台和医疗机构用于互联网诊疗平台应当实施第三级及以上信息安全等级保护，并将测评结果上传至省级监管平台。

（二）北京互联网医院、互联网诊疗现状

为充分发挥互联网医疗服务优势，更好地保障人民群众生命安全和身体健康，北京市卫生健康委员会（以下简称"北京市卫生健康委"）大力推进互联网诊疗服务。截至 2023 年 6 月 30 日，北京批准互联网医院 61 家，开展互联网诊疗服务的医疗机构有 240 家（含 61 家互联网医院）。

在 61 家互联网医院中，三级医院有 44 家，占比为 72.1%；二级医院有 5 家，占比为 8.2%；一级医院有 3 家，占比为 4.9%；未定级医疗机构有 9 家，占比为 14.8%。综合医院有 32 家，占比为 52.5%；中医医院有 11 家，占比为 18.0%；专科医院有 15 家，占比为 24.6%；门诊部有 1 家，占比为 1.6%；诊所有 1 家，占比为 1.6%；妇幼保健院有 1 家，占比为 1.6%。[①]

在 240 家开展互联网诊疗服务的医疗机构中，三级医院有 67 家，占比为 27.9%；二级医院有 28 家，占比为 11.7%；一级医院有 46 家，占比为 19.2%；未定级医院有 99 家，占比为 41.3%。综合医院有 50 家，占比为 20.8%；中医医院有 50 家，占比为 20.8%；中西医结合医院有 13 家，占比为 5.4%；民族医医院有 1 家，占比为 0.4%；专科医院有 28 家，占比为 11.7%；妇幼保健院有 4 家，占比为 1.7%；社区卫生服务中心（站）有 54 家，占比为 22.5%；门诊部有 12 家，占比为 5.0%；诊所有 28 家，占比为 11.7%。

---

① 北京市卫生健康大数据与政策研究中心内部统计数据。

二　北京互联网医院监管的建制与实践

（一）北京市互联网医疗监管平台建设及应用情况

1. 平台概述

为加强互联网诊疗监管，推动北京市互联网诊疗和互联网医院的持续健康发展，提高医疗服务效率，保障医疗质量和医疗安全，北京市卫生健康委于2020年4月启动北京市医疗服务与执业监管平台建设项目，旨在对开展互联网诊疗活动的医疗机构进行监管。该项目主要包括三部分内容：第一部分是升级已建的医政医管电子化注册平台，实现机构、医师、护士电子证照，救护车及医疗广告等医疗资源的管理。第二部分是建设互联网医院审批系统，实现对以执业信息为主的相关医疗资源的实时动态监管。第三部分是建设医疗服务、诊疗行为等信息的采集及数据展示系统。

北京市医疗服务与执业监管平台用户涵盖申请互联网医院（诊疗）以及取得互联网医院（诊疗）资质的所有医疗机构。平台功能包括互联网医院接入、互联网诊疗数据采集与监管、实体医疗机构医疗资源与医疗服务数据监管、备案制诊所诊疗数据采集与监管、医疗技术临床应用信息采集与监管以及系统整合集成等。一方面通过新建互联网医院（诊疗）数据采集上报体系，采集互联网医院（诊疗）个案数据；另一方面通过接口从北京市卫生综合统计信息平台和北京市电子病历共享信息平台获取医疗机构的机构信息、人力信息、工作负荷、工作效率，以及门诊和住院相关疾病、药品、费用等统计信息，构建医疗指标评价系统，建设医疗监管指标数据仓库，实现北京实体医疗机构、互联网医疗机构、备案制诊所等各级医疗机构医疗服务、医疗资源、互联网医院诊疗行为的动态监管。

2. 应用情况

自2021年以来，北京市卫生健康委逐步探索完善卫生健康部门行政审批机制并着力于不断提升执业监管效率。一方面，先后发布《关于北京市互联网医院许可管理有关工作的通知》《关于推进北京市互联网诊疗监管平台应用工作的通知》《关于进一步推进互联网+医疗服务工作的通知》等一系列政策文件，明确了互联网医院的准入要求、互联网医院接入监管平台的审批管理流程以及互联网诊疗服务的管理规范，并组织成立北京市互联网诊疗质量控制和改进中心（以下简称"北京市互联网质控中心"）。另一方面，依托北京市互联网医疗监管平台，促进市区两级对互联网诊疗服务医疗资源和执业行为的事前、事中、事后动态监管。针对依法执业、医疗行为、信息安全、风险提示、诊疗行为、评价等方面，明确重点监管指标及监测标准，开展线上线下一体化监管，确保医疗质量和医疗安全。同时，基于重点监测指标产出每日合规性报告，并将其反馈给各互联网医院及开展互联网诊疗服务的机构，督促互联网服务机构自行整改。

（二）互联网医院全流程监管

1. 事前监管

北京市互联网诊疗和互联网医院的事前准入审核工作按照公正、透明、规范、有序的原则开展。根据《北京市卫生健康委员会 北京市中医管理局转发国家卫生健康委员会 国家中医药管理局关于印发互联网诊疗管理办法（试行）等3个文件的通知》（京卫医〔2018〕216号）规定，医疗机构申请互联网诊疗活动，应当向其《医疗机构执业许可证》登记机关提出开展互联网诊疗活动的执业登记申请。实体医疗机构拟建立互联网医院，将互联网医院作为第二名称的，应当向其《医疗机构执业许可证》发证机关提出增加互联网医院作为第二名称的申请；依托实体医疗机构独立设置的互联网医院，应当向其依托的实体医疗机构执业登记机关提出设置申请。因此，北京市互联网诊疗和互联网医院准入审批部门有三个，包括北京市卫生健康委、北京市中医管理局、北京市各区卫生健康委员会。

根据国家和北京市互联网医院许可管理有关要求，互联网医院应与北京市互联网医疗服务监管平台对接，并实时上传诊疗数据，接受卫生健康行政部门监管。北京市医疗机构申请设置互联网医院和开展互联网诊疗服务时，应先完成与互联网医疗服务监管平台的数据对接工作，再提交设置互联网医院申请。因此，北京市医疗机构申请开展互联网诊疗服务和申请设置互联网医院分两步，第一步是完成互联网医疗服务监管平台对接，第二步是互联网诊疗和互联网医院的申请与审批（见图1）。

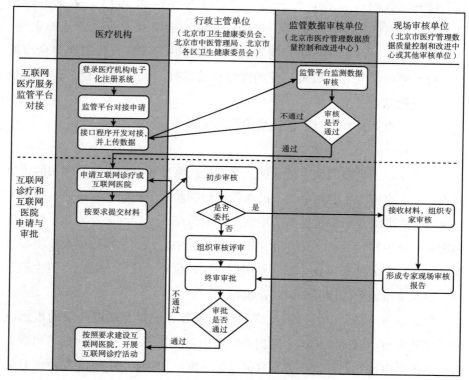

图1　北京市互联网诊疗和互联网医院准入审批工作流程

资料来源：根据内部流程资料整理而成。

（1）互联网医疗服务监管平台对接

独立设置的互联网医院和作为实体医疗机构第二名称的互联网医院，以及申请互联网诊疗的医疗机构在申请阶段需要根据全市统一的互联网医院标准接口文档，通过北京市医疗服务与执业监管平台的互联网医院接入模块上传测试数据，提交接入申请。北京市卫生健康委委托北京市医疗管理数据质量控制和改进中心（以下简称"北京市数据质控中心"）开展测试数据审核工作，制定了测试数据质量控制及上传连续性方面的具体审核标准：应基于医疗机构真实诊疗数据上传测试数据；做好数据质量控制，所上传的数据应符合互联网诊疗数据接口的各项要求，不得违背系统强制校验，单日上传测试数据量应不少于 30 条，成功上传率需达 100%，数据不得重复；为确保系统连通性和数据上传的连续性，应确保至少 3 天连续上传，且上传的数据满足上述质量控制要求，并安排两名审核人员定期对全市所有申请互联网医院和互联网诊疗的医疗机构进行测试数据审核，得出审核是否通过的结论。

（2）互联网诊疗和互联网医院申请与审批

①流程

向北京市卫生健康委申请开展互联网诊疗服务和设置互联网医院的审批流程：在北京市卫生健康委登记的医疗机构在监管平台完成对接后，按要求提交材料，向北京市卫生健康委申请互联网诊疗或互联网医院。北京市卫生健康委初步审核后，材料转到北京市数据质控中心，北京市数据质控中心接收材料组织专家进行审核并形成专家现场审核报告，反馈给北京市卫生健康委，由北京市卫生健康委完成终审审批。

向北京市中医局申请开展互联网诊疗服务和设置互联网医院的审批流程：在北京市中医局登记的中医类医疗机构在监管平台完成对接后，可向北京市中医局申请互联网诊疗或互联网医院，北京市中医局初步审核材料并转审核单位，审核单位组织专家审核并形成专家现场审核报告反馈给北京市中医局，由北京市中医局终审审批确定其是否具备开展互联网诊疗活动或设置互联网医院的资质。

向北京市各区卫生健康委员会申请开展互联网诊疗服务和设置互联网医院的审批流程：在北京市各区卫生健康委员会登记的医疗机构在市医疗服务监管平台完成对接后，可向主管的北京市相应区卫生健康委员会申请互联网诊疗或互联网医院，北京市各区卫生健康委员会负责初步审核，确定是否委托审核单位，委托审核单位的由委托单位接收材料，并组织专家审核形成专家现场审核报告反馈给北京市各区卫生健康委员会，不委托审核单位的由各区卫生健康委员会组织审核，并给出是否通过申请的结论。

②审核规范

北京市卫生健康委的互联网医院审核规范包括组织管理和信息技术支撑两个维度8个方面26项审核要点。其中，组织管理包括诊疗科目、医务人员符合规定；规章制度系统全面，对各关键事项有明确规定，流程清晰合理；部门科室设置合规，人员职责明确；第三方机构权责明确。信息技术支撑包括设备网络基础设施能够支撑互联网医院业务，并保障业务持续性；网络安全能够满足互联网医院业务持续性，以及医疗数据安全和患者隐私保护的要求；应用信息系统支持互联网医院业务；支持行业监管。

2. 事中监管

（1）医院通过信息系统实现实时自动化监管

事中监管主要是在互联网医院或互联网诊疗准入后，针对互联网诊疗活动的实时或准实时的监管。由于医疗机构是互联网诊疗的责任主体，因此事中监管主要是医疗机构针对互联网诊疗活动的监管。

本研究针对医疗机构在患者实名、医务人员实名、医务人员行为、电子病历合规性、处方合规性、药品配送等系统实时监管情况进行了调查，调查范围包括北京和部分省份开展互联网诊疗服务的医疗机构，共24家，包括15家北京的医疗机构和9家外省的医疗机构（山东、新疆、福建、四川、宁夏、广东、上海、山西、福建各1家）。监管情况如表1~2和图2~3所示。

北京医疗机构通过信息系统对互联网诊疗行为进行实时自动化监管：行为前监管中针对患者实名和医务人员实名的监管做得最好，100.0%的机构能够做到行为前通过系统对患者和医务人员进行实名认证或注册监管。在行为中监管环节，针对处方合规性的行为中监管做得最好，有93.3%的医疗机构可以做到行为中监管，其次是药品配送和电子病历的合规性的行为中监管，有66.7%的医疗机构做到行为中监管。医务人员行为的行为后监管做得最好，有86.7%的医疗机构做到了行为后监管。

表 1　北京医疗机构通过信息系统对互联网诊疗行为
进行实时自动化监管的情况 （N＝15）

单位：家，%

指标	患者实名的系统实时监管情况		医务人员实名的系统实时监管情况		医务人员行为的系统实时监管情况		电子病历合规性的系统实时监管情况		处方合规性的系统实时监管情况		药品配送的系统实时监管情况	
	数量	占比	数量	占比	数量	占比	数量	占比	数量	占比	数量	占比
行为前监管	15	100.0	15	100.0	5	33.3	3	20.0	4	26.7	3	20.0
行为中监管	6	40.0	6	40.0	6	40.0	10	66.7	14	93.3	10	66.7
行为后监管	5	33.3	6	40.0	13	86.7	9	60.0	8	53.3	6	40.0
无系统监管	0	0.0	0	0.0	2	13.3	3	20.0	0	0.0	4	26.7

资料来源：调查数据。

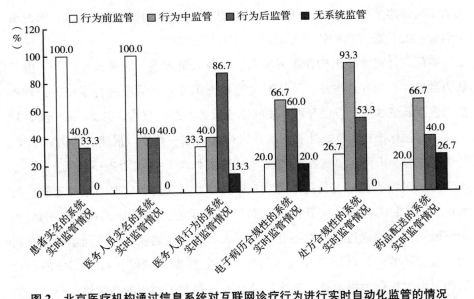

图 2　北京医疗机构通过信息系统对互联网诊疗行为进行实时自动化监管的情况

资料来源：调查数据。

其他省份（除北京以外）医疗机构通过信息系统对互联网诊疗的自动实时监管情况如下：行为前监管同北京一样，也是针对患者实名和医务人员实名的监管做得最好，分别有 77.8% 和 88.9% 的机构能够做到行为前通过系统对患者和医务人员进行实名认证或注册监管。行为中监管：针对医务人员行为、处方合规性、药品配送的行为中监管做得较好，有 66.7% 的医疗机构可以做到行为中监管。医务人员行为的行为后实时监管做得相对较好，有 44.4% 的医疗机构做到了行为后系统监管。

表2　其他省份（除北京以外）医疗机构通过信息系统对
互联网诊疗行为进行实时自动化监管的情况（N=9）

单位：家，%

指标	患者实名的系统实时监管情况		医务人员实名的系统实时监管情况		医务人员行为的系统实时监管情况		电子病历合规性的系统实时监管情况		处方合规性的系统实时监管情况		药品配送的系统实时监管情况	
	数量	占比	数量	占比	数量	占比	数量	占比	数量	占比	数量	占比
行为前监管	7	77.8	8	88.9	1	11.1	2	22.2	3	33.3	1	11.1
行为中监管	2	22.2	2	22.2	6	66.7	2	22.2	6	66.7	6	66.7
行为后监管	2	22.2	2	22.2	4	44.4	3	33.3	2	22.2	2	22.2
无系统监管	2	22.2	0	0.0	1	11.1	3	33.3	0	0.0	2	22.2

资料来源：调查数据。

（2）医疗机构事中监管的主要做法

①患者实名

诊前或就诊中医生会要求患者出示身份证，医生核对患者实名就医身份，确保就诊人为患者本人；线上医嘱仅对实名认证患者开立；诊前视频认证患者实名身份；就诊中遇到不良反应和自杀风险，平台会进行事中回访和危机干预；通过身份证号，实现对患者的实名监管。

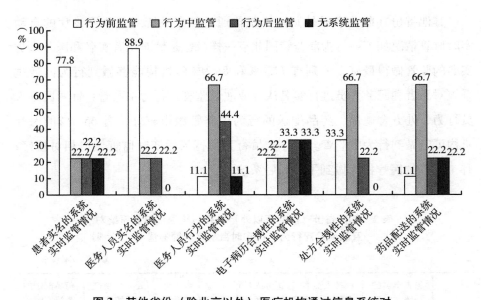

**图3 其他省份（除北京以外）医疗机构通过信息系统对
互联网诊疗行为进行实时自动化监管的情况**

资料来源：调查数据。

②医务人员实名

医务人员采用数字签名，通过数字证书实现实名认证；登录时验证电子签章；医务人员采用短信验证登录；诊疗病历、医嘱均为 CA 电子签名；医生电子签名需要输入个人 PIN 码。

③医务人员行为

对服务质量和服务时效进行监管；病历审核、视频录制；互联网诊疗全程记录、留痕，可追溯；互联网诊疗过程中医疗行为规范与线下同质化管理，所有系统提示预警均有效；接入省级互联网医院监管平台，全程留档；所有诊疗行为录音录像上传监管平台；诊疗过程均实名记录。

④诊疗行为（是否为复诊）

医生接诊后二次审核，不符合发起退单；每次就诊都会进行病历审核；由医生判定是否为复诊；接诊时有提示；诊疗行为数据上传监管平台。

⑤电子病历合规性

每次就诊记录都会留存；电子病历保存时会对病历必填项等做基本校验；要求不完成不能结束病案；病历部分校验数据应确保完整性和一致性；采用标准化病历书写模板和格式，未书写无法保存；病历模板根据规则有相关质控提示；书写过程中提醒；通过系统设立规则，达到合规性目的；医务部门审核，全程留档；诊疗行为必须有病历才能进行。

⑥处方合规性

医生站提醒和禁用非授权互联网可用药品，以及配伍系统提醒；人工智能给予配伍禁忌、不合理用药预警；处方开立时须通过前置审核对处方合规性进行校验；处方合理用药系统实时监管；药师实时人工审核监管；电子处方格式规范，多条系统规则校验；合规性实时审查（药师）；采用合理用药系统进行审方和监管；有处方点评。

⑦药品配送

每个环节患者可实时查询；处方与药品三查三对；根据事前设置的规则，设定是否可外配；可及时看到配送状态；可全程记录信息；全程留档；时间流程展现、提醒；通过配送平台实现监管；药品配送物流进度查询和实时跟踪；与EMS或物流公司系统数据对接，进行配送状态监管。

3.事后监管

北京市卫生健康委通过搭建监管平台、监管信息定期通报、组建互联网质控中心等多种方式，开展互联网诊疗服务的事后监管，将互联网医院纳入医疗质量控制体系，探索建立互联网诊疗服务标准，尝试将互联网诊疗服务纳入对实体医疗机构的绩效考核和评审评价等日常管理工作，确保医疗质量和医疗安全。在互联网诊疗机构数据质量监管方面，对不按照要求对接监管平台、拒绝报送数据及长时间未开展互联网诊疗活动的互联网诊疗医疗机构，及时要求其停止互联网诊疗服务并限期整改，对整改不到位的取消其互联网诊疗资质；同时，为逐步规范互联网诊疗监管数据报送工作，北京市卫生健康委委托北京市数据质控中心协助开展数据采集标准维护、数据质量核查以及定期通报等工作，努力提升互联网诊疗机构数据报送

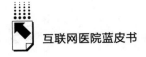

质量。

此外，为不断提升本市互联网诊疗管理水平，北京市互联网质控中心结合本市互联网诊疗的特点进一步完善本行业规范、标准、质量控制体系及监管制度；基于北京市医疗服务与执业监管平台，开展日常监测及质控检查，提出整改措施、改进意见并督导执行；结合相关工作要求，对全市互联网诊疗质量控制工作进行管理和改进。该中心根据《医疗机构管理条例》《医疗质量管理办法》等法律法规，结合北京实际，制定《北京市互联网诊疗监管细则实施办法（试行）（征求意见稿）》与北京市互联网诊疗服务与质量安全评价内容及分值权重表，据此开展监管平台评价和现场评价等。其中，监管平台评价阶段主要依据各机构上传至平台的数据进行后台评分，现场评价阶段主要基于专家现场针对机构综合评价（包含组织机构、人员监管、质量监管与管理创新四个部分）评分及业务项目评价（包含诊疗行为、病历管理、药事管理与数据安全四个部分）评分进行综合判定。同时，该中心结合互联网诊疗（医院）管理机制、服务开展、质量控制和运营模式调研等工作，综合分析北京互联网诊疗工作开展情况和质控现状，对各机构总评分进行排名，撰写专题评价报告上报北京市卫生健康委并反馈各医疗机构，为北京互联网诊疗服务健康有序发展提供指导性建议，助力各机构互联网诊疗服务质量提升。

三　北京互联网医院监管的亮点与存在的问题

（一）亮点

1. 准入审核工作规范有序，保证了互联网诊疗和互联网医院的准入质量

为贯彻落实国家和北京文件精神，规范互联网诊疗和互联网医院审核工作，北京市数据质控中心作为北京市卫生健康委委托的准入审核单位，制定了互联网诊疗和互联网医院专家审核规程与审核细则，对审核专家的要求、审核程序等有关方面进行了规定，对审核内容要点进行了明确和规范，确保

互联网诊疗和互联网医院审核客观、公正、规范、有序地开展，保证了准入的质量。

2. 制订了准入审核细则规范，对医疗机构的互联网医院建设发挥指导作用

依据《关于印发互联网诊疗管理办法（试行）等3个文件的通知》（国卫医发〔2018〕25号）等文件精神和要求，北京市数据质控中心制定了互联网诊疗审核细则和互联网医院审核细则，包括组织管理和信息技术支撑两大类，共8小类，其中，组织管理包括诊疗科目、医务人员合规性、规章制度全面合理性、部门人员职责任务的明确性、第三方机构责权利明确性；信息技术支撑包括设备网络基础设施的保障性、网络安全和患者数据与隐私安全的保障性、信息系统功能的支持能力、信息共享和行业监管的支持等方面。审核细则规范是对国家政策文件解读后的细化落实，是具体的可操作性的规范，是专家审核的尺度工具，同时是医疗机构开展互联网诊疗和互联网医院建设的指南，对医疗机构理解和贯彻落实国家政策，做好相关工作具有重要的指导作用。医疗机构在开展互联网诊疗和互联网医院准入申请之前，对照审核细则规范，完善有关制度建设，加强互联网医院信息系统建设。因此，互联网诊疗和互联网医院审核细则规范对医疗机构相关工作的开展发挥了重要的指导作用。

3. 互联网诊疗的质控督导，对加强互联网诊疗的监管具有重要作用

北京在全国率先成立了互联网诊疗质量控制和改进中心，制定了《北京市互联网诊疗服务与质量安全评价制度（试行）》，对全市互联网诊疗服务和质量安全进行评价，同时选取33家互联网诊疗服务量比较大的医疗机构开展年度互联网诊疗服务督导检查，进一步加强了互联网诊疗的事后监管，对推动互联网诊疗高质量发展具有重要作用。

4. 整合利用多个平台资源，实现线上线下多维监管

北京互联网医疗服务监管工作不仅依赖于北京市医疗服务与执业监管平台本身采集的数据，而且该平台同时整合了电子化注册平台、卫生综合统计信息平台、北京地区住院医疗服务绩效平台等系统提供的大量业务数据，从而建立涵盖北京医疗机构及医务人员执业许可信息、资源配置情

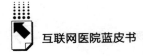

况、工作负荷、工作效率、诊疗范围、药品管理、费用管理等内容的监管体系，实现线上线下的多维动态监管。

（二）问题

1. 互联网诊疗监管实施思路办法有待进一步细化深入

国家卫生健康委员会和国家中医药管理局为规范互联网诊疗活动，加强互联网诊疗监管体系建设，防范化解互联网诊疗安全风险，针对当前互联网诊疗监管中存在的突出问题，于 2022 年 5 月制定了《互联网诊疗监管细则（试行）》，但该细则是从全国层面制定的，多数条款为原则性要求，实际上互联网诊疗以属地化监管为主线，是地方各级卫生健康主管部门的监管责任，所以各地卫生健康主管部门应当根据本细则，同时结合当地实际情况制定细化的实施办法。同时由于互联网诊疗是新生事物，其监管也处在探索阶段，地方卫生健康管理和监管部门针对互联网诊疗监管的具体内容、方式方法、手段、措施等也需要进一步深入研究。

2. 互联网诊疗服务的事中实时主动监管不足

互联网诊疗应实现事前、事中、事后全过程全流程监管，事前准入、事后监督开展得相对较好，但事中的实时监管还有所欠缺。互联网诊疗时的患者实名、医务人员实名、医务人员行为、电子病历合规性、处方合规性、药品配送等方面的主动实时监管还有待进一步加强。

3. 针对采用公众平台开展互联网医疗相关活动缺乏有效手段

在调研中发现，地方卫生健康部门接到许多通过公共交流服务平台开展互联网医疗活动的相关投诉，针对没有经过审批的通过公众平台开展的互联网诊疗，或疑似互联网诊疗以及宣传导医行为的监管，多是接到投诉举报后才去执法处理，缺乏有效的防范手段。

4. 通过信息系统实现自动化监管有待加强

通过互联网医疗服务监管平台的数据对接实现互联网诊疗服务的监管具有滞后性，同时，按照国家政策文件要求，省级卫生健康主管部门应当按照"最少可用原则"采集医疗机构相关数据，因此采集的数据有限。医疗机构通过信息系统实现自动化监管，除了在处方审核方面可以通过合理用药等系统以外，其他方面的自动化实时监管还有所欠缺，有待进一步加强。

5. 省级互联网医疗监管平台数据质量亟待提升

根据国家关于互联网医院管理的有关要求，以及《北京市卫生健康委员会关于推进北京市互联网诊疗监管平台应用工作的通知》，北京市开展互联网诊疗服务的医疗机构需与监管平台对接，实时将诊疗服务过程中产生的患者基本信息、就诊信息、医嘱信息、费用信息等上传至北京市医疗服务与执业监管平台；并通过下发统一的诊疗项目、药品、耗材、疾病分类与手术操作等标准字典库，设置逻辑校验等方式规范数据报送工作。但目前在互联网诊疗数据方面，仍存在医疗机构上传诊疗及处方信息不完整、出诊医师或护士的执业信息维护不及时、患者基本信息填报不准确等方面的问题。数据质量欠佳从很大程度上制约了基于数据的监管作用发挥，互联网诊疗数据治理工作亟待提升。

四　下一步工作建议

（一）体制机制

1. 构建互联网医疗的监管框架

按照国家互联网诊疗监管细则的有关内容，结合地方的实际情况和管理要求，构建完善的互联网医疗监管框架，包括准入和质量管理制度、互联网医疗信息服务、互联网诊疗服务、责任分担机制、信息安全监管机制、考核评价和激励机制、费用分担和利益分配机制等方面。

在准入和质量管理制度方面，医疗机构应设置全面合理的互联网诊疗和互联网医院管理制度，包括但不限于互联网医疗服务管理制度、信息系统使用管理制度、信息安全管理制度、质量控制和评价制度、在线处方管理制度、患者知情同意与登记制度、患者个人信息及隐私保护制度、在线医疗文

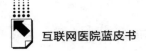

书管理制度、在线复诊患者风险评估与突发状况预防处置制度、互联网医疗纠纷处理管理制度、互联网诊疗不良事件报告制度、医务人员管理制度、互联网医疗自查制度等。

在互联网诊疗信息服务方面，医疗机构应提供患者必要的信息服务，包括按照要求在互联网诊疗平台显著位置公布本医疗机构提供互联网诊疗服务医务人员的照片、姓名、科室、诊疗范围、专业经历、电子证照，方便患者查询。在互联网诊疗的不同环节设置就诊须知、病历资料提交流程、诊疗指引、健康咨询须知、患者提供病史信息确认、患者个人信息使用及安全、诊疗风险及医疗措施告知等。

在互联网诊疗服务方面，应确保医师本人提供诊疗服务，确保患者本人实名就医，确保医务人员诊疗行为的合规性，确保互联网诊疗服务的内容范围符合国家要求和诊疗规范。

在责任分担机制方面，医疗机构医务人员在其他互联网医院开展互联网诊疗活动时纳入本院监管许可，互联网医疗的各个不同监管部门职责需明确，不同监管部门沟通合作需顺畅，医疗机构针对事中监管成立互联网医院安全管理小组，设置专职互联网医院安全管理员，并明确职责分工。

在信息安全监管机制方面，医疗机构与互联网诊疗系统合作公司签订信息和数据安全协议，互联网诊疗或互联网医院应用系统进行网络安全等级保护三级备案，并每年通过三级等保测评，互联网诊疗业务采用最小数据采集原则采集数据，并对个人信息实行分类管理，制定个人信息的存储及销毁机制，对个人信息、音视频资料、人脸识别采取必要的安全技术措施等。

在考核评价和激励机制方面，建立患者反馈制度和渠道，可通过移动应用、电话等反馈方式，建立涵盖患者满意度、电子处方点评、诊疗质量、咨询回复准确性、诊疗时间和次数等方面的考核评价制度。

费用分担和利益分配制度线上有公示，并与线下标准一致。在医师服务费、药品费用等方面实现互联网诊疗医保结算。

2.完善线上线下一体化的监管体制

单独线下和单独线上都不能很好地实施互联网医疗服务监管，应通过建立线上线下一体化的有效监管机制，实现互联网医疗服务全过程全方位闭环监督管理。比如在互联网医院制度方面，一方面通过线下督导检查制度的完备性、合理性以及及时性等，另一方面通过信息系统落实监管制度的实施。比如患者实名认证和医务人员实名认证方面，在注册时实名审查，通过刷脸、本人手机验证码、本人用户名密码、数字认证证书等方式进行诊疗服务系统审查，同时开展诊疗服务时内部有专人监督审查。

3.建立相关部门有效配合的监管工作机制

在互联网医院层面，互联网医院的不同管理部门（医政、门诊、信息、药学、互联网运营等）的监督职责需明确，沟通合作需顺畅；在卫生健康行政管理层面，医政管理、卫生监督执法、信息管理等部门的监管职责应明确，沟通协调机制应顺畅；在跨部门协同方面，卫生、药监、市场监管等部门责任明确，各司其职同时又相互配合，避免产生监管的灰色地带。

（二）系统支持

1.加强医疗机构信息系统的自动化实时监管

完善互联网医院信息系统，实现对互联网诊疗服务过程，包括医务人员和患者实名、诊疗服务、医务人员行为、处方合规性、个人信息安全、信息服务等自动化实时监管，诊疗过程中发生异常情况及时报警，医疗机构应建立监管平台，实现互联网医疗服务工作量、质量、行为追踪等方面的统一管理和展示。

2.完善监管平台数据采集、整合及质控，加强互联网诊疗服务追踪管理

首先，进一步规范各医疗机构在诊疗项目、药品、耗材、疾病分类与手术操作等方面的数据采集标准；其次，结合实际诊疗工作、互联网诊疗质控中心等多方面业务发展需要，逐步完善平台功能。实现从互联网接诊到医保

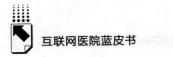

线上支付、药品配送及处方流转环节的信息共享，提高互联网诊疗全流程管理水平。与此同时，一方面通过培训宣贯，定期通报数据质量、现场督导等方式，逐步规范医疗机构数据报送工作；另一方面尝试将数据质量与医院评审等重点工作相结合，提高各医疗机构对数据质量的重视程度，为完善互联网诊疗服务标准和高质量发展奠定相应的数据基础。

B.3
互联网医疗服务医保支付机制研究

吕兰婷　王　涵　王　知*

摘　要： 随着我国互联网医疗服务的蓬勃发展，医保支付机制的应用及其
发展已成为一个重要的研究领域。本报告首先对我国互联网医疗
服务国家层面的政策进行了全面梳理，深入分析了互联网医疗服
务的定价机制、医保支付评估和准入机制，并揭示了其中存在的
问题。通过对政策文件的详尽梳理，本报告认为我国互联网医疗
服务的医保支付机制尚待完善，互联网医疗服务的医保支付机制
也面临监管问题、地域差异等挑战。此外，本报告选择了英国、
美国、德国等七个国家作为实证对象，对其互联网医疗服务的医
保支付机制进行了详尽的分析，为我国互联网医疗服务的医保支
付机制提供有价值的参考和启示。在此基础上，本报告根据医保
支付机制的基本要素，提出了具有指导意义的建议，以推动我国
互联网医疗服务的持续发展。

关键词： 互联网医疗　医保支付　政策规范

　　近年来，随着科学技术的进步和医疗需求的快速增长，互联网医疗服务
迅速发展，在线诊疗逐渐成为实体医院的标配，并逐步被纳入医保支付范

---

* 吕兰婷，管理运筹学博士，中国人民大学公共管理学院副教授，中国人民大学卫生技术评估
与医药政策研究中心执行主任，主要研究方向为健康政策评估、卫生技术评估、卫生经济学
评估、决策建模；王涵，中国人民大学卫生技术评估与医药政策研究中心助理研究员，主要
研究方向为政策评估；王知，中国人民大学公共管理学院、中国人民大学卫生技术评估与医
药政策研究中心研究生，主要研究方向为医药卫生政策、健康政策评估。

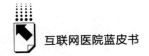

围。本报告将探讨我国互联网医疗服务医保支付机制的应用现状及典型国家的互联网医疗服务支付机制。

一　我国互联网医疗服务医保支付机制应用现状

互联网医疗指由医疗机构和具备医疗资质的专业人员利用互联网通信、计算机等信息化工具，提供一定范围内的医疗保健服务。[①] 近年来"互联网+医疗"模式在我国蓬勃发展，相关配套政策逐步完善。2019年《国家医疗保障局关于完善"互联网+"医疗服务价格和医保支付政策的指导意见》出台，标志着"互联网+医疗服务"正式纳入我国医保支付范畴；2020年11月，国家医疗保障局再次印发《关于积极推进"互联网+"医疗服务医保支付工作的指导意见》，进一步完善互联网医疗服务医保支付管理工作。本节将从互联网医疗服务定价机制，以及医保支付评估和准入机制入手，探讨中国互联网医疗服务医保支付机制的现状和存在的问题。

（一）我国互联网医疗服务的定价机制

1. 公立与非公立医疗机构实行分类管理

公立医疗机构提供的"互联网+"医疗服务主要由政府负责价格调节，所收取的服务费用不得超过医疗保障部门公布的价格标准；而对于个性化和高层次需求的"互联网+"医疗服务，以及境外提供的服务的定价由市场进行调节。但是从实践情况来看，当前对于个性化和高层次需求，以及境外服务范围的界定仍不明确，比如"远程会诊"服务项目，在四川、宁夏等地由政府进行调节，而江西、天津和北京则采用医院自主定价，即市场调节。[②]

---

① 方鹏骞、谢俏丽、胡天天：《论互联网与医疗服务的关系》，《中国卫生政策研究》2016年第1期，第65~68页。

② 许航、王玙珩、马晓静：《我国"互联网+"医疗服务价格管理现状与对策研究》，《中国卫生经济》2020年第12期，第48~51页。

非公立医疗机构提供的"互联网+"医疗服务价格则由市场进行调节。

2. 以省级医保部门为主要管理机构

国家医疗保障局负责规范立项原则、项目名称、服务内涵、计价单元、计价说明、编码规则等,指导各省级医疗保障部门做好医疗服务价格项目工作。各省级医疗保障部门负责根据医疗技术发展和本地区实际,设立适用于本地区的医疗服务价格项目。省级医疗保障部门负责调整公立医疗机构提供的"互联网+"医疗服务价格。新开展的"互联网+"医疗服务,价格可由省级医疗保障部门制定或与医疗机构协商确定。例如,江苏、福建、四川及辽宁等明确"互联网+"医疗服务项目按不同医疗机构类别收费。

3. 同类服务线上线下应合理比价

省级医疗保障部门调整"互联网+"医疗服务价格,应确保线上线下同类服务合理比价:一是线上线下服务价格应与服务效用相匹配,保持合理的比价关系和价格水平,体现激励服务与防止滥用并重;二是线上线下服务价格应与经济性改善程度相匹配,线上服务比传统就医方式更有利于节约患者的整体费用;三是线上线下服务价格应与必要成本的差异相匹配,体现医疗服务的共性成本和"互联网+"的额外成本。

4. 明确"互联网+"医疗服务价格项目准入条件

设立"互联网+"医疗服务价格项目应满足以下条件:第一,该项目必须经卫生行业主管部门批准,且具备清晰的临床路径和明确的技术规范。第二,该项目必须直接向患者提供服务。第三,服务过程必须通过互联网等媒介远程完成。第四,该服务必须能够实现与线下项目相同的功能。第五,该服务必须对诊断和治疗疾病具有实质性效果。不得通过变换表述方式、拆分服务内涵、增加非医疗步骤等方式或名义增设项目来设立价格项目。

不作为医疗服务价格项目的情况包括以下几个方面。一是仅发生于医疗机构与医疗机构之间、医疗机构与其他机构之间的服务,而不是直接面向患者的服务。二是医疗机构向患者提供的不属于诊疗活动的服务,例如远程手术指导、远程查房、医学咨询、教育培训、科研随访、数据处理、医学鉴定、健康咨询、健康管理、便民服务等。此外，非医务人员提供的服务也不作为医疗服务价格项目。

（二）我国互联网医疗服务的医保支付评估和准入机制

国家医疗保障局在互联网医疗服务的医保支付方面共发布了 3 个相关文件。首先是 2019 年发布的《关于完善"互联网+"医疗服务价格和医保支付政策的指导意见》，该文件在宏观层面上制定了互联网医疗服务的医保支付政策。其次是 2020 年 3 月发布的《关于推进新冠肺炎疫情防控期间开展"互联网+"医保服务的指导意见》，该指导意见在推动互联网医疗服务的医保支付方面起到了积极的作用。最后是 2020 年 11 月 2 日发布的《关于积极推进"互联网+"医疗服务医保支付工作的指导意见》，该指导意见针对医保支付过程中的瓶颈问题提供了全流程的操作指南，并涉及医保协议申请、报销范围、结算对象等方面的具体措施。本节将根据《关于积极推进"互联网+"医疗服务医保支付工作的指导意见》，对我国互联网医疗服务的医保支付评估和准入机制进行梳理。

1. 医保支付评估

根据《关于积极推进"互联网+"医疗服务医保支付工作的指导意见》（以下简称《指导意见》），在省级以上卫生健康、中医药管理部门相关规定框架下，开展"互联网+"医疗服务的医疗机构可以通过其依托的实体医疗机构申请签订"互联网+"医疗服务医保支付补充协议，但需满足以下六个条件。

第一，具备与国家统一医保信息业务编码对接的条件，以及药品、医用耗材、诊疗项目、医疗服务设施、疾病病种等基础信息数据库。

第二，具备与医保信息系统数据交换的条件，结合全国统一医保信息平台建设，实现医保移动支付，能够为患者提供电子票据、电子发票或及时邮寄纸质票据。

第三，依托医保电子凭证进行实名认证，确保就诊参保人身份真实准确。

第四，能够完整保留参保人诊疗过程中的电子病历、电子处方、购药记录等信息，实现诊疗、处方、配药等全程可追溯。

第五，能够核验患者是否为复诊患者，掌握必要的就诊信息。

第六，医院信息系统应能区分常规线下医疗服务业务和"互联网+"医疗服务业务。

规定申请条件的主要目的是确保患者和就医过程的真实性，以及实现医疗与医保信息的交换，方便监管部门进行监管。但是从政策来看，申请条件并未对"互联网+"医疗服务的运营主体做出限制，例如，湖北黄冈市医保局与微医集团（浙江）有限公司签署医保服务合作协议，围绕互联网诊疗、药事服务、数字化慢病管理服务等方面开展"互联网+医保"创新服务。其主要原因在于尽管《指导意见》中明确需依托实体医疗机构提出申请，但实践中多为实体医疗机构和第三方机构合作建立互联网医院，或由第三方机构依托实体医疗机构建立独立的互联网医院，因此"互联网+医保"创新服务的运营主体多为第三方机构。其优势在于，一方面，第三方机构拥有更加专业的智能化技术，为互联网医院发展注入新动能，促进医疗服务智能化水平的提升；另一方面，由第三方机构负责具体运营能够节省实体医疗机构的精力，提升运营效率，帮助医院将注意力集中于自身学科建设。但第三方机构的加入也在一定程度上增加了监管风险，对其运营情况、资金使用等方面都应加强监管。

2. 准入机制

目前，中国的互联网医疗服务准入相关政策虽已发布，但仅明确了互联网医疗服务在医保范围内的一些规定，具体的准入机制尚未完全确定。根据《指导意见》，在线复诊并开具处方所产生的诊察费和药品费可以纳入医保报销范围。在报销范围内，复诊服务按照公立医院普通门诊诊察项目的价格收费和支付，药品费用则按照线下医保规定的支付标准和政策进行支付。然而，提供药品配送服务的费用不属于医保支付范围。

此外，对于在医疗机构发生的诊察费和药品费，医保经办机构与医疗机构直接进行结算；而在定点药店发生的药品费，医保基金支付的部分由医保

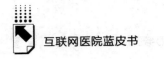

经办机构与定点药店进行结算。

此外，《指导意见》建议各地可以从门诊慢性特殊病开始逐步扩大医保支付范围，推动"互联网+"医疗服务覆盖常见病和慢性病。

（三）我国互联网医疗服务医保支付机制现存问题

医疗服务过程涉及医、患、企业等多个利益主体，当前我国互联网医疗服务的价格形成机制和支付方式尚未完善，在医保支付评估和准入机制方面仍存在一些问题。本节将重点介绍当前我国互联网医疗服务医保支付机制存在的主要问题。

1. 区域发展不均衡问题突出

"互联网+"医疗服务其实质是实体医疗服务基于人工智能、大数据、云计算等技术进行的延展，其实现需要建设卫生健康信息平台和医疗技术支持体系，而从全国来看不同地区和医疗机构在信息化建设水平上存在较大差异。因此，目前我国互联网医疗服务主要集中在经济发展水平较高、医疗和信息化水平较高的地区及医疗机构。聚焦到医保支付角度上亦是如此，有学者指出，由于我国的医保统筹主要限制在市、县两级，最高仅至省级，这导致不同统筹区域内的医保支付待遇存在显著差异。由于受到统筹地区管理的限制，各地医保报销的标准和比例各不相同，这给异地就医结算带来了巨大的挑战，也制约了"互联网+"医疗服务医保支付的持续发展。[1]

2. 老年群体推广难度大

老年人作为医疗服务消费的主要群体，其医疗需求与年龄增长呈正相关关系。然而，在实践中发现，针对老年群体的互联网医疗服务医保支付存在一些问题。贾洪波和鲁佳倩指出，老年群体在互联网医疗服务医保支付方面面临数字鸿沟的挑战。中国互联网络信息中心的相关数据显示，截

---

① 付晓萌：《"互联网+"模式下智慧医保在医疗服务中的应用与挑战》，《现代医院》2019年第9期，第1311~1314页。

至 2021 年底，我国 60 岁及以上老年人的互联网普及率仅为 43.2%，超过半数老年人因缺乏适当的硬件设备而无法获得"互联网+"医疗服务及医保支付的便利。此外，互联网医疗服务医保支付流程相对烦琐，对老年人来说可能存在使用上的困难和知识上的障碍。数据显示，我国使用移动支付功能的老年人比例仅为 50%。认知功能的衰退限制了老年人对智能产品的使用，从而影响了"互联网+"医疗服务医保支付在老年人中的推广效果。[1]

3. 患者隐私泄露的风险加大

传统的医保结算通常在安全的内部网络中进行，以保护业务和数据安全。然而，随着互联网医疗被纳入医保支付范围，更多的患者开始享受在线诊疗服务，这也产生了大量的医疗信息数据，其中包含了患者的个人隐私信息。崔文彬等人指出，互联网技术在信息传输和存储过程中可能存在隐私保护不足和泄露风险增大的问题。在技术层面，可能存在内部欺诈、外部攻击和第三方窃取等信息泄露风险。在法律层面，还缺乏针对医疗信息和个人隐私保护的具体法规。此外，医务人员对患者医疗隐私保护的意识较弱，特别是在互联网的开放环境下，这可能会导致患者隐私的泄露。因此，如何保护医疗信息和个人隐私已成为互联网医疗面临的重要挑战。[2]

4. "互联网+"医疗服务基金监管水平有待提升

从整体来看，对互联网医疗服务的价格监管和医保基金监控的智能化应用仍有待加强。如 2019 年我国在 7 个省市开展医保电子凭证试点工作，但目前只有少数几个省市能够基于电子凭证进行"互联网+"医疗服务医保在线结算，邮寄报销和延迟报销等线下结算方式在一定程度上降低了"互联网+"医疗服务的便捷性。因此，在省级层面需要加强相关监管和应用推进工作，以推动"互联网+"医疗服务的全面发展。

---

① 贾洪波、鲁佳倩：《"互联网+"医疗服务医保支付的挑战及对策》，《卫生经济研究》2023 年第 6 期，第 54~56、60 页。

② 崔文彬等：《"互联网+"医疗服务纳入医保支付后的风险及管控建议》，《中国医院》2020 年第 3 期，第 10~12 页。

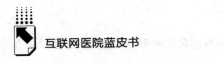

二 典型国家互联网医疗服务支付机制案例分析

互联网医疗服务凭借其便捷性、快速性、精准性等特点为医疗卫生事业发展注入新动能，在全球范围内蓬勃发展，对其他典型国家互联网医疗服务经验的学习有利于为我国互联网医疗服务的发展提供新思路。从国际视野来看，通常只有部分互联网医疗服务可以获得报销，具体的报销范围和政策因国家、地区和医保计划而异。本节将就典型国家分析相关互联网医疗服务重要政策，以及医保支付机制、范围和准入机制。

（一）英国

在英国，互联网医疗服务并没有明确的法律定义。一般而言，互联网医疗服务涵盖通过信息和通信技术远程提供的各种医疗保健服务。

目前英国没有专门针对互联网医疗的具体法律或法规，针对互联网医疗的监管是由各地区的监管机构负责，包括英格兰的 Care Quality Commission（CQC）、苏格兰的 Healthcare Improvement Scotland（HIS）、威尔士的 Healthcare Inspectorate Wales（HIW）以及北爱尔兰的 Regulation and Quality Improvement Authority in Northern Ireland（RQIA）。此外，英国还较为重视互联网医疗服务的数据保护，2018 年欧盟颁布的《通用数据保护条例》（General Data Protection Regulation，GDPR）在英国脱欧之后仍保留在英国的法律框架内，因此在英国境内的互联网医疗服务提供方在个人数据处理方面仍然受到严格限制，通常需要征得个人的同意才能合法地处理数据。

1. 互联网医疗服务定价机制和医保支付评估及准入机制

英国的互联网医疗服务起步于 2002 年，当时英国国家卫生服务体系（National Health Service，NHS）推出了首个版本的互联网医疗服务，即 UK's National Programme for IT（NPfIT），旨在为患者创建电子护理记录，从而提升患者护理的服务质量。而后在 2013 年，NHS 又推出了 NHS 111 在线服务，即提供非紧急医疗咨询的在线服务，患者可以随时随地获取医疗咨询和建议。近年来英国进一步拓展互联网医疗服务范围，2018 年 NHS 推出了 NHS 应用软件，通过该应用软件患者可以进行在线预约、查看个人医疗记录以及申请重复处方等操作。

由于英国采取的是以税收为主要资金来源、以财政预算拨款的形式向全民提供免费医疗的医疗保障模式，其私立医疗机构提供的互联网医疗服务价格通常由市场供需关系决定，实行自由定价，政府不直接报销。因此，本节将主要介绍英国公立医疗机构互联网医疗服务定价机制和医保支付评估及准入机制。

2. 定价机制

当前英国尚未发布针对互联网医疗服务定价的具体政策或指导方针，但作为英国国家卫生服务的一部分，互联网医疗服务的定价机制应与其他 NHS 服务类似。

英国医疗卫生服务的定价主要由 NHS England 负责，由医疗服务提供方发起准入申请后，由 National Institute for Health and Care Excellence（NICE）负责从安全性、有效性、经济性、伦理学等多角度进行卫生技术评估并提供决策建议，由 NHS 与提供方协定价格并做出最终决策。具体的医疗服务和支付工作由整合型卫生体系（Integrated Care Systems，ICSs）负责。

3. 医保支付评估

在英国是否纳入 NHS 报销范围，即是否进行医保支付评估，主要由 NICE 负责评估新兴医疗服务和疗法，以确定其是否纳入 NHS 的报销范围。NICE 在 2019 年制定了证明标准框架（Evidence Standards Framework，ESF）来帮助 UK Health and Care System 中的评估人员评估数字健康技术（Digital Health Technologies，DHT）。ESF 将 DHT 分为 3 级。[①]

A 级：旨在节省成本或员工时间的 DHT。

B 级：帮助公众管理自身健康的 DHT。

---

① "Evidence Standards Framework for Digital Heath Technologies," NICE, August 9, 2022, https：//www. nice. org. uk/corporate/ecd7/chapter/how-to-meet-the-standards#standard-19-ensure-transparency-about-requirements-for-deployment.

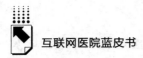

C 级：可用于治疗和诊断医疗状况的设备。

此外，ESF 将评估标准分为 5 类，不同类别的 DHT 需满足这 5 类评估标准的不同要求。设计因素：符合相关安全和质量标准、用户的可接受度、环境可持续性等 9 项。描述因素：描述技术的预期目的与目标人群、描述技术的使用流程等 4 项。性能表现：提供技术效果可在现实世界实现的证据等 3 项。交付价值：提供成本效益分析等 2 项。有效利用需注意的事项：应提供所使用的数据的清晰描述，如量化对不完整数据的容忍程度、数据格式要求等。

2020 年 NHS 更新的创新与技术支付（Innovation and Technology Payment，ITP）计划[①]开始支持紧急/危机心理健康评估的数字应用程序和可互操作的个人健康记录工具。[②] 这意味着 NHS 将提供额外的支付来鼓励和支持开发与采用这些数字技术（见图 1）。[③]

NHS 已将部分互联网医疗服务纳入其支付范围，这对互联网医疗服务的普及起到了重要的推动作用。英国的互联网医疗保险覆盖范围非常广泛，主要包括以下几个方面。门诊医疗：互联网医疗服务提供在线看病、电子处方等门诊服务，这些服务的费用可以通过医保进行报销。住院医疗：互联网医疗服务还包括互联网医疗咨询和管理，以及预约医院治疗等住院服务，这些服务的费用也可以通过医保进行报销。紧急救援：对于需要紧急救援服务的患者，例如紧急医疗救援和医院转运等，这些服务也纳入互联网医疗保险的覆盖范围。慢性病管理：针对患有慢性病的参保者，互联网医疗服务还提供定期随访、病情管理和健康咨询等服务，帮助他们更好地管理自身的健康状况。

---

① 创新与技术支付（Innovation and Technology Payment，ITP）计划是 NHS 推出的用以促进医疗领域创新的计划，该计划会选择一些具有潜力的创新技术和解决方案，并提供资金支持，这些额外支付的资金可以用于购买新设备、实施新技术或进行培训。

② "Innovation and Technology Payment," NHS, https：//www.england.nhs.uk/aac/what-we-do/innovation-for-healthcare-inequalities-programme/innovation-and-technology-payment/.

③ 叶子平等：《英国创新医疗技术管理体系及支付框架》，《中国卫生资源》2019 年第 4 期，第 321~325 页。

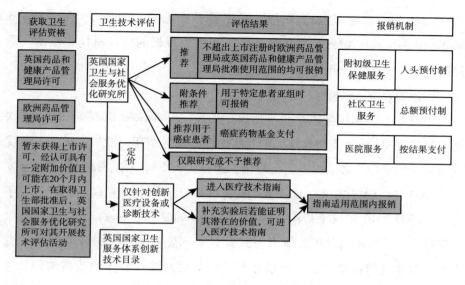

图1　英国创新医疗技术医保支付框架

4. 小结

整体来看，英国在推广互联网医疗服务方面取得了积极进展，将大部分互联网医疗服务纳入报销范围。新兴数字医疗技术领域也在迅速发展，涵盖数字化医疗系统、移动健康（mHealth）、互联网医疗、健康数据分析和个性化医疗等几个重要方面。但同时互联网医疗服务在英国受到了严格的法律约束、制度监管和 NICE 的科学评估，以确保其合法性、安全性和有效性。通过继续调整医保支付系统和加强监管措施，英国将能更好地适应数字医疗技术的发展，并为患者提供更全面、安全和高效的医疗服务。[①]

（二）美国

在美国的医疗环境中，互联网医疗服务主要被称为"Telehealth"和

[①]　"Understanding the Cost-Effectiveness of Telehealth Services for Home-Dwelling Patients：Real-World Evidence from Germany And the UK. PubMed Central（PMC），" National Center for Biotechnology Information，U. S. National Library of Medicine，June 6，2023，https：// www. ncbi. nlm. nih. gov/.

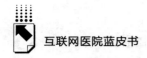
"Telemedicine"。美国医疗保险与医疗服务中心（Centers for Medicare & Medicaid Services，CMS）定义互联网医疗为由授权的医疗机构提供的，通过远程电信通信系统开展的就诊服务。[①]

1. 重要政策文件梳理

1997年，美国国会颁布《平衡预算法案》（Balanced Budget Act），首次提出通过Medicare[②]支付参保人的互联网医疗服务费用。此后，美国不断优化对互联网医疗服务的医保支付政策，逐步扩大支付范围，增加医保基金支出。2002年，CMS首次在其"医生支付价格目录"中对互联网医疗进行了定义。随着2010年《平价医疗法案》（Affordable Care Act）的颁布，互联网医疗作为一种新型的医疗服务方式开始受到公众关注。2014年，CMS首次在"医生支付价格目录"中增加了4个互联网医疗服务的收费编码，这意味着美国的互联网医疗服务首次纳入支付范围。截至2019年，"医生支付价格目录"中已包含96个远程医疗服务的收费编码。

美国互联网医疗服务的指南和标准由CMS、The Joint Commission以及《平价医疗法案》共同制定。各州则制定执行层面上的相关法规，包括互联网医疗服务的类型、医疗补助计划的支付范围以及商业保险公司的管理法规等。

在医疗从业者方面，1996年Federation of State Medical Boards（FSMB）起草了《跨州行医示范法》，明确规定医师不得在跨州范围内提供互联网医疗服务，除非该医师持有国家医学委员会颁发的特别许可证，并且在提供跨州医疗服务时，必须遵守病人所在州的法律法规。目前，大多数州仍要求持证医生只能在本州范围内为本州的患者提供互联网医疗服务，除非与其他州的持证医生合作或受到特殊要求；少数州会颁发专门的跨州互联网医疗

---

① "Medicare Program；Revisions to Payment Policies under the Physician Fee Schedule and Other Revisions to Part B for CY 2018；Medicare Shared Savings Program Requirements；and Medicare Diabetes Prevention Program," November 15，2017，https：//www.govinfo.gov/content/pkg/FR-2017-11-15/pdf/2017-23953.pdf.

② 指美国为65岁以上的老年人、终末期肾病患者以及部分残障人士提供的医疗保险计划。

许可。

对于服务流程的管理，美国卫生部门主要依据 FSMB 于 2002 年制定的《在医疗行为中正确使用互联网的标准指南》，要求医生在提供互联网医疗服务的全过程中遵守与面对面诊疗相同的标准和规范。此外，2013 年和 2017 年的互联网医疗现代化法案进一步规定了医生在互联网医疗全过程中的行为准则，包括诊断、医疗记录、处方等方面。医生在提供慢性病管理服务时应以循证医学指南为基础，并要求对互联网医疗项目的经济效益、临床结果、质量管理等进行定期全面评估和上报，以制定改进策略。

在药品和设备的安全管理方面，Food and Drug Administration（FDA）作为互联网医疗设备安全监管的主要机构，制定了《移动医疗应用最终指南》，作为互联网医疗相关程序和设备市场准入与监管的依据。该指南将移动医疗程序分为三个风险等级，并采取分层管理的方式。根据《联邦管控物质法》，在处方医生开具包括管控物质的处方时，要求医生必须亲自在场，或者只有在医生已经对病人进行过身体评估的情况下，才允许远程医生开具此类处方。

在医疗信息的安全保护方面，联邦和州层面都有相关的法律法规保护医疗信息。1996 年颁布的《健康保险携带和责任法案》（HIPAA）规定了对以电子方式传输的健康信息保密的义务，未经授权的泄露将导致刑事和民事处罚。此外，Department of Health & Human Services（HHS）发布了《个人可识别的健康信息隐私标准》供医生参考。[①]

2. 互联网医疗服务定价机制和医保支付评估及准入机制

美国的互联网医疗服务模式主要分为三类：同步互联网医疗服务模式、异步互联网医疗服务模式和远程健康监测模式。同步互联网医疗服务模式指患者通过医疗服务网络平台或其他设备与医生进行实时的视频、语音或文字交流。异步互联网医疗服务模式，也称"储存转发式服务"，是指患者或患者端医生将健康相关信息、检查检验结果等上传至互联网医疗

---

① "Telemedicine in the United States：An Introduction for Students and Residents，" National Library of Medicine，https：//www.ncbi.nlm.nih.gov/pmc/articles/PMC7690251/#ref5.

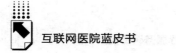
服务平台，由另一端的医生进行诊疗。远程健康监测模式指患者向远程医疗服务平台上传健康数据，医生端进行实时数据监控和分析，并及时提供改善临床健康状况的建议，适用于慢性病患者如糖尿病、高血压等进行日常体征数据监测。

其中，社会医疗保险（以 Medicare 为主）主要支付同步或异步的互联网医疗服务费用，而远程监测类特色服务主要依托信息技术公司开发的软件或医疗机构的相应服务平台提供。政府鼓励商业保险公司对这些费用进行报销。[①]

（1）定价机制

Medicare 目前采取按医疗服务价值付费的方式，以提高医疗服务效率、增加医疗服务产出。Medicare 对医疗服务项目的定价依据计算公式：医疗服务价格=［（工作量加权值×工作量地区成本调整指数）+（固定成本加权值×固定成本地区成本调整指数）+（医疗事故加权值×医疗事故地区成本调整指数）］×转换系数（Conversion Factor，CF）。[②]

医疗服务的价格计算主要考虑三个因素：首先是工作成本，包括医生的工作时间、工作强度、技术难度以及工作压力等；其次是固定成本，包括提供医疗服务所需的办公设备、非技术人员的工资、器械耗材等；最后是医疗事故成本，例如医生的误诊等。由于美国不同地区开展同一项医疗服务的三方面成本可能存在差异，故利用地区成本调整指数对相对价值单位进行区域差异调整。

在计算出某项医疗服务的价值点数后，再乘以实际价值，从而得出该项医疗服务的货币价值。其中，实际价值由 CMS 按照每年的财政预算及整体医疗服务量计算得出，影响 CF 的因素包括美国整体的经济情况、Medicare 受益人数、Medicare 历年支出金额以及相关法规的变更等。

---

① 符雨嫣等：《美国"互联网+医疗"服务及对我国的启示》，《中国卫生经济》2020 年第 4 期，第 94~96 页。
② 王思敏等：《价值医疗导向的医保支付方式初探——以中美典型按价值付费项目为例》，《卫生经济研究》2019 年第 2 期，第 9~12 页。

（2）医保支付评估与准入机制[①]

互联网医疗服务的范围由 Medicare 的互联网医疗服务项目目录确定，并每年进行更新和修订。该目录主要包括以下四类服务：年度健康体检访问、心理治疗、精神情况分析和长期护理评估。

CMS 将拟纳入目录的互联网医疗服务项目分为三个类别：第一类是与现有远程医疗服务相似的专业咨询类服务；第二类是与现有远程医疗服务不相似，但经过评估后该医疗服务能够被相应代码准确描述，同时对患者产生明显的临床益处；第三类是可能对患者有临床益处但没有足够证据证明，在紧急公共卫生情况下被临时纳入的远程医疗服务项目，但该类项目最终必须满足第一类或第二类项目的条件。

CMS 最初于 1997 年在《平衡预算法案》中规定了互联网医疗服务的医保支付地域范围，即农村卫生资源短缺区域（A Rural Health Professional Shortage Area in a Rural Census Tract，HPSA），并且就诊地点需在医院、急重症医院、农村保健中心、专业医院办公室和联邦合格保健中心。随后，在 2001 年颁布的《福利改善和保护法》中，医保支付的地域范围扩大至大都市统计区以外的所有区域（A County outside a Metropolitan Statistical Area，MSA），并且就诊地点新增了 3 个，即基于医院或急重症医院的肾透析中心、专业护理机构和社区心理卫生中心。但在 2019 年，CMS 进一步取消了参保人必须在规定的就诊地点就诊才可享受 Medicare 报销的要求。自此，美国彻底打破了对参保人互联网医疗就诊地点的限制。[②]

3. 小结

美国互联网医疗服务起步较早，且得到了政府和医疗机构的重视与支持，在互联网医疗服务管理、目录准入和定价支付等方面相关的政策法规已

[①] 路娜娜等：《美国互联网医疗服务的医保支付政策及启示》，《卫生经济研究》2020 年第 10 期，第 37~41 页。

[②] Powell R. E., Stone D., Hollander J. E., "Patient and Health System Experience with Implementation of an Enterprise-wide Telehealth Scheduled Video Visit Program: Mixed-methods Study," *JMIR Medical Informaticsl*（2018）.

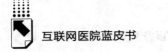

较为完善，为患者提供了便捷及时的医疗服务。但美国主要利用 Medicare 进行互联网医疗服务的报销，政策惠及范围仅局限于 65 岁以上老年人、所有终末期肾病患者以及部分残障人士。

（三）德国

在德国，互联网医疗并没有统一的法律定义。German Medical Association（BÄK）认为互联网医疗指利用信息和通信技术，通过跨越空间上的距离或时间上的偏移，为患者提供医疗服务，包括诊断、治疗和医疗决策支持等方面。

1. 重要政策文件梳理①

德国的互联网医疗政策经历了几个重要阶段。首先，2015 年，德国颁布《电子健康法》以着重提高医疗信息的可访问性和互通性，该法案的颁布为推进电子健康卡、建立安全的远程信息处理基础设施和推广互联网医疗服务奠定了基础。随后在 2019 年德国批准通过《服务供应法》，强制要求在农村地区推广远程医疗，并推动电子预约服务的普及。同年推出的《数字供应法案》（Deutsche Veterinärmedizinische Gesellschaft，DVG）旨在推动德国的数字医疗发展。该法案鼓励和支持数字健康应用（DiGA）的发展和使用，这些应用可用于诊断、治疗和监测患者的健康状况。此外，DVG 还扩大了远程医疗服务的范围和支付范围，使患者能够通过互联网与医生进行在线咨询和远程监测。该法案还增强了医疗数据的互操作性，以促进医疗信息的共享和流动。

2020 年，《数字健康应用条例》（Digital Gesundheitsanwendungen Verordnung，DiGAV）生效。DiGAV 规定了政府法定保险公司审查数字健康应用报销资格的程序和要求，同时特别规定了将数字健康应用程序纳入登记册的详细信息，包括证明对护理产生积极影响的方法。

---

① Lantzsch H. et al. , " Benefit Assessment and Reimbursement of Digital Health Applications：Concepts for Setting up a New System for Public Coverage," *Front Public Health* 10 （2022）.

2. 互联网医疗服务定价机制、医保支付评估及准入机制①

首先需明确的是，根据 2019 年颁布的《数字供应法案》，在德国满足以下 5 个条件的数字健康应用程序可获得医保报销：风险较低的医疗器械；其提供的主要服务基于数字技术；旨在支持疾病的监测、检测、缓解或治疗；已被纳入由德国联邦药品和医疗器械研究所（Bundesinstitut für Arzneimittel und Medizinprodukte，BfArM）建立的数字健康应用官方登记册；可在健康保险公司的批准下使用，也可在主治医生或心理治疗师的处方下使用。

而德国互联网医疗服务定价机制和医保支付评估及准入机制主要依据 DiGA 进行，DiGA 是德国联邦药品和医疗器械研究所（Bundesinstitut für Arzneimittel und Medizinprodukte，BfArM）批准的数字健康应用法定健康保险基金（Statutory Health Insurance，SHI）报销框架。该框架通过 3 个月快速评估流程，根据数据政策、安全性和附加效益的要求对数字应用程序进行评估。提供商可以被添加到临时列表或评估后的目录中，使医生可以为拥有政府保险（Gesetzliche Krankenversicherung，GKV）的患者开具处方并进行报销申请。截至 2022 年 5 月，该系统列表中已有 31 个应用程序。

被纳入 DiGA 目录的互联网医疗服务根据被纳入时间的不同采取不同的定价机制。在 DiGA 纳入目录后的第一年，提供商通常可以自由确定其销售价格和定价模型。然而，German National Association of Statutory Health Inusrance Funds（GKV-SV）可能会设定最高价格，从而限制初步报销金额。如果 GKV-SV 和提供商无法就最高价格达成一致，则通过仲裁来确定。自被纳入 DiGA 目录后第 13 个月开始，自由设定的提供商价格将被 GKV-SV 与制造商谈判商定的价格取代。此类协议的最短有效期为 12 个月，并且还可能包括与绩效相关的价格部分。如果申请列入 DiGA 目录后 9 个月内谈判双方未达成协议，则应在 3 个月内通过仲裁确定价格。对于临时被列入 DiGA 的提供商，若谈判双方决定将提供商永

---

① Gensorowsky, D. et al., "Market Access and Value-based Pricing of Digital Health Applications in Germany," *Cost Eff Resour Alloc* 20 (2022).

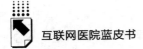
久列入 DiGA 后 3 个月内无法达成协议，则由仲裁委员会确定价格。

根据自 2019 年 12 月起生效的《数字供应法案》（DVG），DiGA 的费用可根据国家法律报销。要获得报销资格，相应的 DiGA 必须包含在联邦药品和医疗器械研究所（Bundesinstitut für Arzneimittel und Medizinprodukte）维护的列表中。如果数字健康应用程序具有积极的医疗保健效果，则可以报销。此外，除其他事项外，数字健康应用程序应根据相关数据保护法规进行设计，并保证数据的安全性。

3. 小结

德国在互联网医疗领域虽然起步较晚，但在政策框架、报销机制和数据保护等方面均取得了显著的进展。根据 2019 年 12 月生效的《数字供应法案》，德国推出了 DiGA 的法定健康保险基金（SHI）报销框架，其意味着符合要求的数字健康应用程序可以在联邦药品和医疗器械研究所（BfArM）维护的列表中获得报销资格。DiGA 的引入为患者提供了更多创新的数字健康应用选择，并为医疗保健行业的数字化转型做出了贡献。

（四）丹麦

从 2011 年开始丹麦在各地实施互联网医疗服务试点项目，但目前仍缺少针对互联网医疗的具体法律定义。

1. 重要政策文件梳理[①]

目前丹麦没有专门针对互联网医疗的具体法律或法规，从顶层制度保障来看，用以约束常规医疗服务的法律法规对互联网医疗同样适用，《丹麦医疗保健法》规定了丹麦医疗保健系统的主要方面，包括病人的权利、个人健康数据的使用和处理以及数字基础设施的维护和责任。

丹麦卫生局于 2018 年 1 月发布了一份名为《数字健康战略 2018—

---

① Kautsch M., Lichoń M., Matuszak, N., "Setting the Scene for the Future: Implications of Key Legal Regulations for the Development of E-health Interoperability in the EU," *Int J Health Plann Mgmt* 32 （2017）: 637-652.

2022》的计划，重点关注在预防、护理和治疗以及医疗保健领域的发展和研究中，健康数据的利用问题。该战略包括 27 个重要举措，涉及针对慢性病患者的数字护理计划、远程医疗家庭检测、数据安全等方面。①

此外，丹麦当局还推出了一些线上医疗方案，包括名为"sundhed. dk"与"MedCom"的线上健康平台，"sundhed. dk"旨在让患者访问自己的数据并从精选的健康信息中选择服务，"MedCom"主要推进电子数据交换（Electronic Data Interchange，EDI）技术的应用。此外，丹麦政府还推出了"Min læge"和"Medicinkortet"等应用程序，患者可以通过这些程序访问他们的医生、更新处方，并享受用药提醒服务。

2. 互联网医疗服务定价机制、医保支付评估及准入机制②

根据丹麦的规定，与面对面诊疗相比，大多数互联网医疗服务的费用较高，但政府并未推出相关定价政策。例如，在丹麦，远程就诊的费用取决于提供服务的医生，其中，专科医生的远程就诊费用通常高于全科医生。具体而言，全科医生的电子邮件诊疗费用为 DKK 45.97，而专科医生电话/电子邮件诊疗费用为 DKK 129。

Min læge 应用程序适用于丹麦所有居民，为他们提供了便捷的渠道，包括普通的医疗咨询、预约面诊以及远程医疗服务。此外，该应用程序还可以帮助那些具有特殊需求的人，如行动不便的人士或居住在偏远地区的人，提高医疗服务的便利性和可及性。医疗服务的准入机制主要由丹麦卫生和老年部门以及其他相关机构制定。这些机构会对服务的有效性、安全性和必要性等因素进行评估，以确保互联网医疗服务的质量和可靠性。由于丹麦采用国家卫生服务体系，符合相关支付标准和规定的互联网医疗服务即可获得报销。

3. 小结

丹麦的互联网医疗服务包括在线预约、电子邮件咨询、视频会议等，在

---

① "Digital Health Strategy 2018-2022," https：//www. smartcarecluster. no/uploads/nedlastinger/Presentasjon-det-danske-helsesystem-Skovgaard-ENG. pdf.

② Sarah Raes, Jeroen Trybou, Lieven Annemans, "How to Pay for Telemedicine：A Comparison of Ten Health Systems," *Health Systems & Reform* 8（2022）：1.

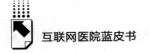

提供便捷的医患沟通渠道方面起到了重要作用。整体来看，丹麦政府一直致力于推动互联网医疗的发展，通过数字化解决方案、政策支持和医保支付机制的推动，为居民提供更加便捷、高效和可靠的医疗服务，为改善医疗保健体验和应对医疗资源不足等挑战做出了积极贡献。

（五）亚洲国家

由于亚洲大部分国家属于发展中国家，经济发展水平、科学技术水平、信息化水平等和发达国家相比仍存在一定差距，在互联网医疗方面的发展与欧洲国家相比仍存在较大的进步空间，其互联网医疗服务医保支付机制尚不完善，因此本部分主要选取日本、韩国和泰国三个国家进行简要介绍。

1. 日本

日本的互联网医疗涵盖远程会诊和互联网医疗两个方面。远程会诊指通过视频会议等技术，医生可以在不同地点之间共享病例信息，并进行诊断和讨论；互联网医疗则包括通过远程技术提供医疗咨询、监测、诊断和治疗等服务。

信息通信技术（Information and Communication Technologie，ICT）在日本的互联网医疗中起到了关键作用。通过视频通话、远程监测设备、电子病历和健康管理系统等技术，医生和患者可以实现远程沟通和数据交流，医生可以为患者提供有效的医疗服务，尤其是在日本老龄化较为严重的背景下，互联网医疗服务在居家医疗和老年护理领域起到了重要作用。

就费用支付而言，2015 年日本政府公布的"日本愿景：医疗保健 2035计划"规定，互联网医疗服务仅限于那些因现有疾病接受治疗的患者，首次咨询不予报销，并且不允许医生通过互联网医疗开药。但近年来随着互联网医疗服务的蓬勃发展，其费用支付逐步纳入医疗保险的范围，以提高互联网医疗的可及性和可持续性。

2. 韩国

在韩国，互联网医疗通常在特殊情况下才被允许，例如像 COVID-19 大流行这类突发性重大公共卫生事件，可运用互联网医疗辅助医务人员之间的医疗护理以及医务人员与患者之间的医疗护理。就日常情况而言，互联网医疗在韩国主要体现在医疗中心广泛采用的电子病历系统上，其中三级医院的采用率为100%，综合医院为99%，地方医院为95.4%，地方初级保健诊所为91.9%。整体来看，韩国推广互联网医疗仍面临许多挑战。不同地区的互联网医疗机构存在差异，需要制定统一的政策；互联网医疗法律尚未完善，需要制定相关法规；互联网医疗评估尚未建立合理的、科学的评价机制；医疗数据和信息通信技术的标准化也是一个重要问题。此外，还需要考虑与互联网医疗相关的伦理问题，确保患者的权益和隐私得到保护。[1]

3. 泰国

监管方面，泰国主要出台了一些政策文件对互联网医疗服务进行规范，如卫生部（MOPH）发布的通知中要求医疗机构必须获得许可才能提供互联网医疗服务。应用方面，泰国有包括 Doctor Raksa 等公司在内的多家互联网医疗服务提供商，通过移动应用程序或在线平台连接患者和医生，使患者能够远程咨询医生、获取诊断和治疗建议，并在需要时获取药物配送服务。互联网医疗服务的应用有助于提高药品的可及性和可负担性：一方面，泰国的互联网医疗服务费用通常较低，例如一次15分钟的咨询可能只需支付200泰铢左右，可负担性较强；另一方面，互联网医疗的应用有助于缓解医疗机构的拥堵问题，通过远程咨询和药物配送服务，一些行动不便的患者可以直接在家得到诊疗。

三　基于医保支付机制基本要素分析的经验总结及启示

我国互联网医疗服务作为一种新兴产业正在蓬勃发展，而医保支付机制

---

[1] "Current Status and Progress of Telemedicine in Korea and Other Countries," National Library of Medicine, October 31, 2015, https://www.ncbi.nlm.nih.gov/pmc/articles/PMC4659880/.

作为促进医保、医疗、医药协同发展和治理的重要杠杆，完善互联网医疗服务医保支付机制有利于优化资源配置、提高服务效率，进一步推动互联网医疗服务真正惠及于民。管用高效的医保支付机制一般包括支付范围、支付对象、支付方式、支付标准、支付结算和支付管理六大要素，本节将基于其中几个重要的基本要素总结经验及启示，为我国互联网医疗服务医保支付机制的完善提供借鉴。

1. 支付对象

从国际经验来看，互联网医疗服务在慢性病管理尤其是老年人慢性病管理中运用较为广泛。通过提供互联网诊疗服务、开具电子处方，可减少患者奔波于医疗机构的次数，也有利于医生实时掌握患者病情，提高用药依从性。在我国人口老龄化趋势日益明显的情况下，可着重利用互联网医疗服务解决老年人在日常就医和线上复诊过程中的难题，并加强对中老年人互联网诊疗软件的使用指导，强化使用互联网医疗服务意向。

2. 支付标准

尽管我国已初步形成了涉及"互联网+"医疗服务的政策框架，但精细化程度依然不高，尚未从国家层面制定"互联网+"医疗服务的价格规范目录。支付标准和支付流程的缺乏一方面可能导致"互联网+"医疗服务的过度开展，增加医疗资源的负担；另一方面导致医疗机构缺乏标准化指导，互联网医疗服务工作开展水平参差不齐，进一步加剧了区域发展不平衡的问题。根据美国的经验，CMS 在国家层面制定了远程医疗服务的目录和流程指南，州政府根据本地情况制定远程医疗服务范围和报销政策。规定远程医疗服务项目的目录内容，可以有效减少不必要的远程医疗服务。因此，中国可以根据各地试点情况，出台国家层面的远程医疗服务目录，促进我国互联网医疗服务发展更加合理化、科学化、标准化。

3. 支付管理

随着科学技术的快速进步，"互联网+"医疗服务的应用范围日趋广泛，而做好互联网医疗服务医保支付的监督管理工作是保证其服务质量、提高服务效率的重要途径。首先，虽然当前我国已出台关于参与互联网医疗的医疗机构和医师资格的要求，但规定由互联网医院或医疗机构自行核准进行互联网医疗的医师资格。这种情况下可能有机构或平台出于自身利益考虑降低医师资格的认定门槛，进一步导致"互联网+"医疗服务的质量参差不齐，降低了患者的就医满意度。而在美国，由 CMS 对计划提供远程医疗服务的医疗机构和从业人员进行资格评定和认证，患者只有在经过 CMS 认证的医疗机构接受服务才能获得费用报销。我国可以借鉴美国的做法，在医疗机构和从业人员之间增加全国统一的资格认证环节，确保提供服务人员的资质符合有关规定要求，以此确保"互联网+"医疗服务的质量。

此外，需做好互联网医疗服务医保支付的监管工作，进一步完善互联网诊疗行为的相关管理办法，强化事中事后监管以确保互联网医疗服务的质量和安全。同时，互联网医疗服务涉及大量的患者信息、健康数据，应做好医疗健康大数据的信息安全工作，加强医疗卫生机构、互联网医疗健康服务平台、医保结算平台等主体对接时的信息防护，以保障我国信息安全。

B.4
互联网医疗服务适老模式和路径研究

马骋宇 刘昊鹏 杨彦彬*

摘　要： 随着中国老龄化进程加速，老年人群的医疗需求快速增长。互联网医疗定位与老年人需求相契合，"互联网+慢病管理""互联网+医养护融合""互联网+分级诊疗""互联网+中医药""互联网+心理健康"等适合老年人群的互联网医疗服务模式快速发展，为老年人提供了优质、适宜、便利的服务，具有较大的潜在需求和市场。然而受到人口学因素、数字健康素养、自我效能、技术因素、经济因素和社会因素等方面的影响，老年人对互联网医疗的使用意愿仍处于较低水平。为促进老年人对互联网医疗服务的利用，政府应在积极老龄化背景下构建促进互联网医疗发展的政策环境，加强互联网医疗"三医"联动，推进互联网医疗适老化改造，全方位保护患者隐私与信息安全，营造老年友好型的社会支持环境。

关键词： 互联网医疗　积极老龄化　使用意愿　适老化

"十四五"时期，积极应对人口老龄化已上升为国家战略。[1] 第七次全国人口普查数据显示，2020 年中国 65 岁及以上人口已超过 1.9 亿人，占总

---

* 马骋宇，管理学博士，首都医科大学公共卫生学院副教授，硕士研究生导师，主要研究方向为卫生信息化、互联网医疗等；刘昊鹏，首都医科大学公共卫生学院在读硕士研究生，主要研究方向为卫生信息化、互联网医疗等；杨彦彬，首都医科大学公共卫生学院在读硕士研究生，主要研究方向为卫生信息化、互联网医疗等。

① 《中共中央关于制定国民经济和社会发展第十四个五年规划和二〇三五年远景目标的建议》，中国政府网，2020 年 11 月 3 日，https：//www.gov.cn/zhengce/2020-11/03/content_ 5556991.htm。

人口的 13.5%，属于轻度老龄化社会。① 随着我国老龄化进程进一步加快，学者预测，到 2025 年中国将进入中度老龄化阶段，到 2037 年将发展为重度老龄化社会。② 老年人口快速增长带来的巨大医疗需求，正成为医疗领域的"灰犀牛"事件，老年人群的健康问题不容忽视。

传统线下医疗服务模式受空间限制容易出现就诊拥挤、频繁排队、重复来院等现实问题，增加了老年人就医压力和线下医疗系统运行负担，互联网医疗的出现则为满足老年人就医取药和慢性病管理提供了新方式和新路径。③ 2018 年国务院发布《关于促进"互联网+医疗健康"发展的意见》（国办发〔2018〕26 号），强调以高血压、糖尿病等为重点，加强老年慢性病在线服务管理。2020 年 12 月国家卫生健康委员会发布《关于进一步推进"互联网+护理服务"试点工作的通知》，提出根据区域内群众重点是高龄、失能等行动不便老年人等迫切护理服务需求，统筹区域医疗资源，合理引导医疗机构增加护理服务供给。2022 年 5 月，《"十四五"国民健康规划》强调要依托实体医疗机构建设互联网医院，为签约服务重点人群和重点随访患者提供远程监测和远程治疗，推动构建覆盖诊前、诊中、诊后的线上线下一体化医疗服务模式。2022 年 7 月，国家卫生健康委员会印发了《关于进一步推进医养结合发展的指导意见》，提出推进"互联网+医疗健康""互联网+护理服务"，为有需求的老年人提供便利的居家医疗服务。

老年人具有"慢病高发""病程较长""就诊不便"等特点，互联网医疗依托数字化平台和手段，统筹整合医疗、护理、康复和养老等服务资源，构建整合型老年健康服务体系，具有极大的应用价值和潜在需求。

---

① 《〈积极应对人口老龄化战略研究报告 2021〉发布：我国人口老龄化程度继续提高，人口老龄化速度明显加快》，"人民资讯"百家号，2021 年 12 月 28 日，https：//baijiahao.baidu.com/s？id=1720370890168646586&wfr=spider&for=pc。
② 杨舸：《我国"十四五"时期的人口变动及重大"转变"》，《北京工业大学学报》（社会科学版）2021 年第 1 期。
③ 史文欣等：《老龄化对医疗服务体系的挑战及对策研究》，《卫生经济研究》2022 年第 7 期。

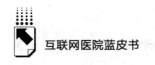

一 互联网医疗在老年人健康管理中的应用逻辑

（一）老年人具有慢性病患病概率高、多病散发的特点

老年人是慢性病的高发群体，也是医疗服务的主要人群。2018 年全国第六次卫生服务统计调查数据显示，中国老年人的两周患病率为 55.5%，其中慢性病占比高达 85.9%；人群中 59.1% 的老年人患有慢性病，23.8% 的老年人存在慢性病多病共患情况，6.7% 的老年人伴有失能，不便于线下就诊；在线下诊疗中 17.9% 的老年人贡献了 45.3% 的就诊人次。① 随着我国分级诊疗、急慢分治等工作的推进，老年人常见病、慢性病、肿瘤等需长期随访和治疗指导的复诊难题日益突出。互联网医疗有利于建立从院内到院外，再到家庭的全病程持续性管理机制，医生在线上对老年人的健康行为进行干预、指导，极大地提高了医患间的黏性，老年患者依从性提高，慢病管理更加有效。

（二）老年人具有病程长、出行不便等特征

老年患者特别是慢病患者往往需要反复就医和多次复诊，互联网医疗具有跨越时空的特点，所提供的在线复诊、在线处方、药品配送、上门护理等服务，有助于降低老年人获取医疗服务的门槛和老年人出行诊疗的伴生风险，有利于提高老年人获取医疗服务的效率。与此同时，线上线下一体化诊疗服务模式的提供，使老年人在家即可享受便捷的医疗服务，还可以通过云端保存老年人的健康档案数据，医生在授权后可查看、分析患者诊疗数据，避免重复检查检验，降低老年人就医负担。

---

① 史文欣等：《老龄化对医疗服务体系的挑战及对策研究》，《卫生经济研究》2022 年第 7 期；蔡敏、谢学勤、吴士勇：《我国老年人口健康状况及卫生服务利用》，《中国卫生信息管理杂志》2021 年第 1 期。

（三）老年人的心理健康问题凸显

老年人在生理、心理、社会方面具有特殊性，诸如慢性病多病共患、[①]多重用药、[②] 社会沟通匮乏、家庭/代际支持缺位、独居、丧偶[③]等因素都可能促使老年人产生孤独、抑郁、焦虑等不同形式的心理问题。Meta 分析指出，中国老年人抑郁症患病率高达 25.55%［95%CI（19.81%，31.29%）］，[④] 随着我国精神卫生工作和老年心理关爱项目的推进，老年人心理健康问题备受关注。与传统线下心理和精神疾病预防与治疗方式相比，互联网医疗隐私性更好，算法更精准，与大数据、机器学习等技术结合后，可以根据个体特征提供有针对性的心理健康指导和辅助诊断工具，极大地拓展了心理健康服务的模式和内容，为老年人心理和精神疾病的治疗提供新模式。[⑤]

二　互联网医疗在老年人健康管理中的服务模式

（一）"互联网+慢病管理"模式

"互联网+慢病管理"模式指的是依托互联网医疗平台，为老年人提供诊前、诊中、诊后的慢性病全流程监测、管理服务。相关研究证实，依托互联网开展慢病管理有利于改善高血压、糖尿病等慢性病患者的预后。[⑥] 具体

---

① 刘帅帅等：《中国中老年人多重慢性病现状调查与健康损失因素探究：基于 CHARLS 2018 数据》，《实用医学杂志》2021 年第 4 期。

② 张飞等：《老年人多重用药与抑郁症的关系研究进展》，《实用老年医学》2023 年第 3 期。

③ 郑文新：《老年抑郁症的影响因素分析》，《健康教育与健康促进》2023 年第 1 期。

④ 荣健等：《2010～2019 年中国老年人抑郁症患病率的 Meta 分析》，《中国循证医学杂志》2020 年第 1 期。

⑤ 李韬、高琴、冯贺霞：《互联网医疗在老年人健康管理中的应用及启示》，《医学信息学杂志》2021 年第 9 期。

⑥ 王力：《互联网+全程慢病管理模式对高血压慢病的疗效研究》，《河北医药》2018 年第 12 期；崔飞等：《基于"互联网+医联体"构建糖尿病足慢病管理新模式》，《中国数字医学》2023 年第 3 期。

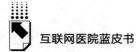

来看，在诊前，互联网医疗可依托电子健康档案与疾病筛查数据识别慢性病高危人群，并有针对性地开展疾病预防教育、中医药治未病、建档随访等服务，做到老年人慢性疾病早发现、早诊断、早治疗。在诊中，除了常规的互联网复诊服务，还可以通过检查预约、在线开具长处方、处方流转、药品配送、自助入院、脱卡结算、在线义诊等服务，为老年慢性病患者就医提供便利。在诊后，互联网医疗平台可通过定期随访调查、疾病在线健康宣教、检查报告在线解读、扫码用药咨询、规范服药打卡、可穿戴设备远程监测、运动/膳食指导、病友网社群运营等个性化慢病管理措施，为慢病患者/康养患者提供连续化、智能化的综合服务，提升老年人的慢病规范管理率和疾病预后水平。

（二）"互联网+医养护"模式

"互联网+医养护"模式指的是在医养护数据一体化的基础上，借助线上智慧养老服务平台，为线下家庭、社区养老机构的老年人提供在线医疗、康复康养、智能看护、健康管理等线上线下融合服务模式。[①] 与我国巨大的养老需求相比，我国养老供给存在巨大缺口，90%的老年人为居家养老，[②] 养老机构服务能力也有待提升。[③] 依托智慧养老平台向老年人提供医养护融合的服务模式能有效缓解中国养老供给不足的问题，既有利于提升社会养老资源配置效率，又有助于改善老年人居家养老、机构养老的体验。[④] 一方面，对于机构养老患者，可通过远程医疗、远程护理、远程培训等形式，在养老院开设网络接诊点，使老年人足不出院就能享受大医院

---

① 宋青青、朱礼峰、贾红英：《互联网+背景下社区居家医养结合养老服务模式的发展》，《中国老年保健医学》2022 年第 6 期；陈施杭等：《"互联网+"背景下医养结合养老服务模式的研究进展》，《中国当代医药》2022 年第 23 期。

② 韦翠园、温顺生：《基于 CiteSpace 可视化分析国内医养结合研究现状、热点与趋势》，《行政与法》2023 年第 2 期。

③ 范庆梅等：《医养结合视角下养老机构医疗服务供给现存问题及对策》，《中国老年学杂志》2021 年第 3 期。

④ 陈施杭等：《"互联网+"背景下医养结合养老服务模式的研究进展》，《中国当代医药》2022 年第 23 期。

的医疗、护理服务，提升机构的医疗、护理、康养协同服务能力。此外，还可以通过可穿戴设备、智能传感器、物联网为机构老年人提供紧急救护识别、生理指标监测、日常行为诊断等智能化服务，例如，智能防跌倒系统。[①] 另一方面，对于居家养老患者，可通过家庭巡诊、互联网诊疗、网约护理、送药上门等服务形式，将病床"建"在患者家里，既节约了宝贵的线下床位资源，又迎合了中国老年人居家养老的习惯，提升了居家养老者的康养质量。尤其是对于一些康复期患者和高龄、失能老人，用户仅需通过手机申请，就能享受压疮换药、PICC 护理、静脉采血、胃管/尿管置换等上门护理服务，极大地提升了行动不便患者的就医便利性和生活质量。

（三）"互联网+分级诊疗"模式

"互联网+分级诊疗"模式指的是依托互联网平台，引导优质医疗资源下沉，形成基层首诊、双向转诊、急慢分治、上下联动的合理就医秩序。[②] 相关研究指出，老年人相较于中青年拥有更高的基层医疗服务需求，[③] 依托分级诊疗体系开展慢病管理、家庭医生签约等服务有利于提升社区老年人健康水平。[④] 已有的"互联网+分级诊疗"模式包括以下几类。一是远程会诊模式，通过远程会诊、远程诊断等方式建立基层医院与大医院之间的沟通渠道，老年患者在社区就可享受大医院的优质医疗服务，既促进了基层首诊、上下联动，又提升了基层诊疗能力，增强了老年人基层就医的信心。二是区域双向转诊模式。依托区域转诊信息平台，对不同疾病进程的患者进行上下

---

① 杜灿灿等：《远程照护在老年健康管理中的研究现状及启示》，《中国数字医学》2019 年第 11 期。

② 《关于推进分级诊疗制度建设的指导意见》，医政司网站，2015 年 9 月 14 日，http://www.nhc.gov.cn/yzygj/s3593g/201509/c30041e1016a427f9477774c9e864eb4.shtml。

③ 张霄艳等：《分级诊疗背景下武汉市居民基层首诊意愿及感知服务质量分析》，《赤峰学院学报》（自然科学版）2022 年第 2 期；戴璟、李怡诺、李伟：《昆明市城乡居民医疗服务利用偏好及影响因素研究》，《护理研究》2020 年第 9 期。

④ 马俊：《社区老年人口健康管理路径研究》，硕士学位论文，上海工程技术大学，2020。

转诊，既有利于医联体内部急慢分治、双向转诊就医格局的形成，又保障了疑难重症患者的健康与安全。三是"互联网+家庭医生"签约模式。以家庭医生为核心，联合专科医生、平台工程师、健康管理师、社群运营助理等多工种的专病专科团队有效提升签约患者管理质量。在诊疗过程中，家庭医生及专科医生仅需将精力集中于患者诊疗、评估、随访等核心业务；而诊前的健康调查，诊后的健康宣教、复诊提醒等非医疗事项则可由其他专业工种甚至人工智能完成，极大地提升了专病专科团队的服务效率。而这种团队成员间紧密配合、优势互补的工作模式更有利于为社区老年人提供精细化、连续化健康管理服务。

（四）"互联网+中医药"模式

"互联网+中医药"模式指的是在传统的中医药服务基础上，借助互联网信息技术，向老年人提供智慧化、移动化的中医药预防、诊疗、康养服务。[1] 中医药是中华民族的瑰宝，也是中国医药卫生事业的重要组成部分。[2] 将传统中医药与"互联网+"技术相结合，则能在保持中医药特色优势的前提下同步提升患者便利性和中医药文化影响力，[3] 有利于更好地满足老年群体对中医药服务的需求。[4] 依托"云服务"平台赋能中医服务。通过开设线上诊前筛查、中医治未病、名中医云诊疗、线上舌诊面诊、中医远程会诊、中医体质分析、线上中药开方、中药代煎配送、中医健康管理、中医康养等中医特色服务，最大限度还原线下"望闻问切，辨证论治"的诊疗体验，满足老年人中医服务需求。

---

[1] 陈婷婷、史文川：《互联网+时代中医药行业现状及思考》，《中国中医药现代远程教育》2019年第6期。

[2] 周冠双等：《基于CiteSpace的"互联网+中医药"研究可视化分析》，《中医药导报》2022年第8期。

[3] 赵文敏、田侃：《"健康中国"战略下"互联网+中医药"发展的SWOT-PEST分析》，《时珍国医国药》2019年第7期。

[4] 王梦娜等：《医养结合模式下老年人中医护理服务需求研究进展》，《护理学杂志》2022年第21期。

（五）"互联网+心理健康"模式

"互联网+心理健康"模式指的是依托"云诊疗"平台，为老年人提供线上线下融合的心理健康和精神卫生服务。有调查指出，2020年近1/3老年人存在抑郁状态①，但是老年人传统观念较重，常不愿接受线下心理治疗。而依托互联网开展的心理健康服务具有智能化、个性化、非接触等特点，减轻了老年人接受服务的心理负担，有利于提升老年人群的心理健康水平。② 对于心理问题较轻的老年人，用户可通过在线心理评估、远程心理咨询、个性化心理干预、诊后心理宣教等方式，享受全流程无接触式的心理健康服务，最大限度地照顾老年人隐私安全和就诊习惯。而对于心理问题较严重的老年人，平台则能通过心理筛查功能及时识别，第一时间与线下精神卫生防控网络对接，将患者转诊至线下干预和治疗机构，保障患者的身心安全。

三 老年人群对互联网医疗服务的使用意愿及影响因素

互联网医疗在老年人健康管理中具有较大的需求和发展潜力，但目前老年人对互联网医疗的知晓率和使用意愿偏低，为此，本报告梳理了影响老年人互联网医疗使用意愿的因素，为调动老年人潜在需求、促进互联网医疗服务发展、提升老年人健康水平提供参考。

（一）老年人的互联网医疗使用意愿

国内外较多研究对老年人的互联网医疗使用意愿进行调查，但总体来看接受难度较大、使用意愿偏低。一项关于宁波市老年人群网上挂号的调查研

---

① 《中科院心理所：我国老年人的心理健康现状蓝皮书发布》，中国老龄科学研究中心网站，2021年4月27日，http://www.crca.cn/index.php? option =% 20com _ content&view = article&id = 119&catid = 1ntent&view = article&id = 119&catid = 16&Itemid = 101。
② 李韬、高琴、冯贺霞：《互联网医疗在老年人健康管理中的应用及启示》，《医学信息学杂志》2021年第9期。

究发现，相比于传统的线下排队挂号方式，老年患者对微信小程序、移动应用程序（App）等线上挂号方式的使用意愿不高，对网上支付的流程不熟悉，不易接受无纸化支付方式。[①] 2021 年以北京市某照护中心为样本开展的研究表明，愿意接受医养结合远程协同服务的老年人仅占 39.44%。[②] 美国一项利用 2017 年和 2018 年健康信息全国趋势调查的研究表明，相较于年轻人，老年人对可穿戴设备的接受度和使用意愿较低。[③] 荷兰一项对老年人移动健康 App 使用意愿的横断面调查研究发现，几乎一半（49.7%）的老年人不愿意使用移动健康 App。[④] 可见，老年患者对互联网医疗服务的接受度和使用意愿尚处于较低水平，数字医疗服务还未被老年群体广泛了解和接受。

（二）老年人互联网医疗使用意愿的影响因素

老年人的互联网医疗使用意愿受到人口学因素、数字健康素养、自我效能、技术因素、经济因素和社会因素等多方面影响。老年人互联网医疗使用意愿往往受到多种因素的共同作用。

1. 人口学因素

人口学因素是影响老年人对互联网医疗使用意愿的主要因素之一，包括年龄、性别、居住地区、婚姻状况、受教育程度等。

年龄：老年人对互联网医疗的使用意愿会随着年龄的增长而降低。[⑤] 一方面，随着年龄的增长，老年人的生理机能、精细操作能力、记忆力会逐渐

[①] 赵欣蝶等：《以网上挂号为例探究老年人群新媒介接触现状》，《传媒论坛》2021 年第 1 期。

[②] 尹美娟：《协同视角下医养结合远程服务问题研究——以北京市 Y 照护中心为例》，硕士学位论文，北京化工大学，2022。

[③] Onyeaka H. K. et al.，"Age Differences in the Use of Health Information Technology Among Adults in the United States：An Analysis of the Health Information National Trends Survey," *J Aging Health* 33（2021）.

[④] Askari M. et al.，"Intention to use Medical Apps Among Older Adults in the Netherlands：Cross-Sectional Study," *J Med Internet Res* 22（2020）.

[⑤] 娄莉萍等：《基于结构方程模型的老年人移动医疗服务使用意愿影响因素及路径分析：以上海市为例》，《中国卫生资源》2022 年第 6 期。

下降，将不利于对数字技术的学习和操作。另一方面，随着年龄的增长，老年人对新事物的接受意愿下降，对新鲜事物失去好奇和兴趣。有研究发现，随着老年人年龄的增长，受到身体机能降低和对新事物接受度下降的双重影响，其对在线医疗平台的使用意愿会越来越低。[1]

性别：老年群体对互联网医疗的使用意愿与性别有关，老年男性群体使用意愿相较于老年女性群体更高。这可能与男性群体对电子产品更感兴趣，关注度更高，更喜欢接触和探索新事物有关。[2]

居住地区：相较于城市地区居住的老年群体，农村老年人对互联网医疗服务的使用意愿普遍较低。相较于城市地区的老年人，农村老年人接触新兴数字技术的机会更少，信息化基础设施条件较为落后，导致其对互联网医疗服务的知晓度和认知度较低。

婚姻状况：研究表明，处于不同婚姻状况的老年人对互联网医疗的使用意愿存在差异。有配偶的老年人对互联网医疗服务的接受度更高、使用意愿也更高。[3] 这可能是因为相较于无配偶的老年人，有配偶的老年人日常情绪更积极，心理压力更小，受到配偶的鼓励会增加其对数字技术的尝试，提高了老年人对互联网医疗服务的使用意愿。

受教育程度：研究表明，受教育程度较高的老年人对移动医疗 App、[4] 手机自助住院服务[5]等互联网医疗服务的使用意愿更高。[6] 原因在于，一方面，受教育水平较高的老年人数字素养往往较高，对新事物的学习能力和适应能力更强，更愿意尝试互联网医疗这类新型服务模式；另一方面，受教育

---

[1] 马骋宇、王启桢：《在线医疗服务平台医生采纳行为及影响因素研究》，《中国卫生政策研究》2018 年第 6 期。

[2] 石林：《老年患者对移动医疗服务的使用意愿研究》，硕士学位论文，河南大学，2022；王苑蓉、陈丽、胡春艳：《老年患者移动医疗使用意愿及影响因素调查》，《护理学杂志》2019 年第 7 期。

[3] 石林：《老年患者对移动医疗服务的使用意愿研究》，硕士学位论文，河南大学，2022。

[4] 王苑蓉、陈丽、胡春艳：《老年患者移动医疗使用意愿及影响因素调查》，《护理学杂志》2019 年第 7 期。

[5] 刘箐：《手机自助住院系统患者使用意愿及影响因素研究》，硕士学位论文，华中科技大学，2019。

[6] 石林：《老年患者对移动医疗服务的使用意愿研究》，硕士学位论文，河南大学，2022。

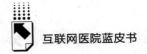

程度越高的老年人能够接触到更广泛的信息资源，更容易获取互联网医疗的信息，也更容易接受通过信息技术寻求健康帮助的就医方式。

2.数字健康素养

数字健康素养也称电子健康素养，指个人能够在多大程度上获取、理解和应用数字交付的健康信息和服务，从而对其健康做出决定。[①] 数字健康技术的接入和使用，并不等同于健康信息的吸收和利用，较高的数字健康素养往往与积极的健康行为密切相关，将对老年人的互联网医疗使用意愿产生积极影响。[②] 数字健康素养较高的老年患者，其数字健康信息的获取能力、评估能力、互动能力和应用能力也会更强，更有机会享受到便捷高效的数字健康服务。例如，更容易认识到自身的健康需求，通过互联网主动或被动地获取健康信息，理解互联网健康信息的内容并评估其可信度、相关性和风险性，在线与医生或相关人员进行无障碍沟通等。

3.自我效能

自我效能，指一个人完成健康信息获取、使用、评价等任务的信心。自我效能也是影响老年人互联网医疗使用意愿的重要因素，自我效能较高的老年人对互联网医疗服务的使用意愿普遍较高。[③] 自我效能较高的老年人，其学习和了解新技术与新事物的信心往往更强，会付出更大的努力和更多的时间进行健康信息的搜索和数字健康服务的利用；而自我效能较低的老年人会更容易排斥数字健康技术，降低了其对互联网医疗的使用意愿。

4.技术因素

已有研究基于技术采纳模型分析老年人对互联网医疗技术的接受意愿。

---

① Choi N. G. , Dinitto D. M. , "The Digital Divide among Low-income Homebound Older Adults: Internet Use Patterns, eHealth Literacy, and Attitudes toward Computer/Internet Use," *J Med Internet Res* 15 (2013).

② Efthymiou A. et al. , "eHealth Literacy Training Among Carers of Older People and People with Dementia: A Modified Delphi Survey," *Stud Health Technol Inform* 272 (2020).

③ Xing Z. et al. , "Mobile Health Service Adoption in China: Integration of Theory of Planned Behavior, Protection Motivation Theory and Personal Health Differences," *Online Information Review* 44 (2019)；原志芳等：《自我效能在中老年患者出院准备度和"互联网+护理服务"采纳意愿间的中介作用分析》，《天津护理》2022年第5期。

首先，感知有用性会对老年人的使用意愿产生促进作用。[1] 如果老年人能够感知到互联网医疗的效用和价值，就有可能使用互联网医疗服务。其次，感知易用性也对老年人的使用意愿产生积极影响。[2] 如果老年人认为获取互联网医疗服务的操作简便、容易学习，就会产生积极的使用态度，则更愿意尝试使用，反之则会拒绝使用。[3] 老年人的技术焦虑受到越来越多的关注，由于老年人视力、听力、记忆力、运动协调以及认知等能力的下降，当面对互联网新技术时容易产生紧张、焦虑等负面情绪，进而对互联网医疗产生排斥，降低了对互联网医疗的使用意愿。

5. 经济因素

首先，个人收入较高的老年患者，经济能力较好，会有更多机会拥有健康智能设备，例如自费价格较高的可穿戴设备等，为互联网医疗的使用创造了客观条件。已有研究证实，月收入越低的老年患者，对移动医疗服务的使用意愿越低。[4] 其次，社会经济地位较高的老年人对互联网医疗的使用意愿较高。其原因在于，社会经济地位较高的老年人，对自身健康的关注度更高，更愿意尝试高效便利的医疗服务模式，进而提高了这部分人群对互联网医疗的使用意愿。

6. 社会因素

第一，子女、伴侣或其他家庭成员提供的社会支持，可以增强老年人对互联网医疗的使用意愿。老年群体的认知能力较低，对互联网医疗服务相关应用的接受和操作存在一定的困难和障碍，家人的支持可以帮助老年人提升对互联网医疗的使用信心和使用能力。研究发现，老年人的子女或亲戚朋友

---

[1] 杨佳：《移动医疗 APP 患者持续使用行为分析——基于信任的分析视角》，《中医药管理杂志》2018 年第 18 期。

[2] 曹雪霏、宁智鹏、侯艳红：《患者互联网诊疗采纳意愿影响因素的 Meta 分析》，《中国循证医学杂志》2022 年第 3 期。

[3] 曹雪霏、宁智鹏、侯艳红：《患者互联网诊疗采纳意愿影响因素的 Meta 分析》，《中国循证医学杂志》2022 年第 3 期。

[4] 王苑蓉、陈丽、胡春艳：《老年患者移动医疗使用意愿及影响因素调查》，《护理学杂志》2019 年第 7 期；牟丽：《糖尿病患者对移动健康服务使用意愿及影响因素研究》，硕士学位论文，南方医科大学，2020。

的支持对其互联网使用具有正向影响。① 如果老年人的子女不在身边，老年人会更容易放弃使用互联网医疗服务。② 第二，医务人员的支持也会增强老年人对互联网医疗的使用意愿。由于患者往往更愿意听取并信任专业人员的意见，医生积极的鼓励和推荐会促进老年患者对互联网医疗服务的使用。③ 第三，病友的支持也会对老年人的互联网医疗使用意愿产生积极影响。老年人通过在线健康社区获取病友之间的情感支持和信息支持，有利于增强老年人对互联网医疗的使用意愿。④

四 互联网医疗促进老年人健康管理的发展路径

在积极老龄化背景下，为提升老年人对互联网医疗的使用意愿，构建线上线下整合型老年健康服务体系，需要制定多元化干预措施和治理路径。

（一）构建积极老龄化背景下的互联网医疗发展政策环境

为推动互联网医疗发展，弥合老年数字鸿沟，我国出台一系列政策性指导文件（见表1）推动老年人互联网医疗的应用和发展，但在完善监管机制、加强与医保政策衔接、鼓励创新技术研发等方面仍需进一步加强，形成促进互联网医疗发展的政策支持环境，以拓展老年群体就医渠道、降低患者就医成本、提高医疗资源配置效率。一是健全互联网医疗监管机制，完善互联网医疗服务准入、运营规范、信息安全和隐私保护等方面的

---

① 娄莉萍等：《基于结构方程模型的老年人移动医疗服务使用意愿影响因素及路径分析：以上海市为例》，《中国卫生资源》2022年第6期。
② 赵欣蝶等：《以网上挂号为例探究老年人群新媒介接触现状》，《传媒论坛》2021年第1期。
③ 石林：《老年患者对移动医疗服务的使用意愿研究》，硕士学位论文，河南大学，2022；Cajita M. I. et al. , "Facilitators of and Barriers to mHealth Adoption in Older Adults with Heart Failure," *Comput Inform Nurs* 36（2018）。
④ 施幸：《老年慢性病患者移动医疗使用意愿影响因素分析》，《智能计算机与应用》2020年第6期。

法律法规，切实保障老年人的合法权益。同时注重法律法规的灵活性，以适应互联网医疗行业的发展特点。二是实施创新驱动战略，推动人工智能、大数据分析、5G通信等新技术在老年人互联网医疗服务中的研发和应用，统筹医疗、健康、养老产业，满足老年人多样化服务需求。政府为相关企业提供税收优惠、创业支持和资金扶持等政策措施，激发创新活力，推动互联网医疗发展。三是互联网医疗与医保政策衔接，通过扩大互联网医疗服务的医保范围，拓展在线处方和远程医疗的报销范围，减轻老年人因互联网医疗产生的费用负担。四是制定并完善健康数据共享及互联互通标准规范，推动医疗机构间，医疗机构与养老机构、社区、政府之间的数据交换和协同；制定相关政策和标准，提高数据共享的安全性和合规性，同时保护个人隐私和权益，为老年人提供更便捷、安全、高效的医疗服务。

表1　面向老年人的互联网医疗服务政策文件

发文号	文件名称	相关内容
国办发〔2018〕26号	《国务院办公厅关于促进"互联网医疗健康"发展的意见》	提出要以高血压、糖尿病等为重点，加强老年慢性病的在线服务管理
国医保电〔2020〕10号	《国家医保局　国家卫生健康委关于推进新冠肺炎疫情防控期间开展"互联网+"医保服务的指导意见》	提出为参保人员提供的慢性病"互联网+"复诊服务可纳入医保基金支付范围
国办发〔2020〕45号	《关于切实解决老年人运用智能技术困难的实施方案》	为老年人就医提供多渠道挂号等就诊服务、优化老年人网上办理就医流程。根据老年患者的特征和需求，进行互联网应用的适老化改造，如优化界面交互、内容朗读、操作提示、语音辅助等功能
国卫规发〔2020〕22号	《关于深入推进"互联网+医疗健康""五个一"服务行动通知》	提出为解决老年群体存在的数字鸿沟，应实现线上服务便捷化，简化网上服务流程，完善电话、网络、现场等多种预约挂号方式，畅通家人、亲友、家庭医生等代为预约挂号的渠道

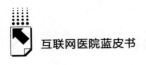
续表

发文号	文件名称	相关内容
工信部信管〔2020〕200号	《互联网应用适老化及无障碍改造专项行动方案》	为着力解决老年人等特殊群体在使用数字技术时所遇到的困难,在全国范围内组织开展为期1年的互联网应用适老化及无障碍改造专项行动。其中对2家互联网诊疗服务平台提出了适老化改造要求,从而提升互联网医疗服务的适老化水平
国办发〔2021〕34号	《中共中央　国务院关于加强新时代老龄工作的意见》	提出要加快推进老年人常用的互联网应用和移动终端、App应用适老化改造。实施"智慧助老"行动,加强数字技能教育和培训,提升老年人数字素养。发展"互联网+照护服务",为失能老年人提供长期照护服务
国卫老龄发〔2022〕25号	《关于进一步推进医养结合发展的指导意见》	提出推进"互联网+医疗健康""互联网+护理服务",为有需求的老年人提供便利的居家医疗服务

资料来源:政府官方网站。

(二)促进互联网医疗、医药、医保联动发展

互联网医疗的发展离不开医药、医保体系的支持。一方面,医保支付是老年人看病就医的重要保障,实现互联网医疗的医保脱卡支付,有利于让老年患者实现居家的医保实时结算,充分发挥互联网医疗让"信息多跑路、群众少跑腿"的功能,可有效增强老年患者对互联网医疗服务的使用意愿。与此同时,为消除老年患者医疗费用结算流程上的困难和顾虑,可考虑设立线上"亲友代付"功能,构建老年患者看病、亲友远程买单的信用支付体系,提高老年人就医便捷性。例如,四川大学华西医院已开通移动端"亲/好友代付"功能,老年患者在线支付时只需点击"帮我付"就会自动生成微信好友代付链接,推送至好友即可实现亲友代付。

另一方面,促进互联网医疗与医药体系的衔接,方便老年人就医取药。相较于年轻人,老年人慢性病发病率较高,通过创新云药房、社区智能药

柜、药品配送等方式，打通上级医院与基层医疗机构之间的处方流转渠道，实现慢病患者就近取药，可以让老年人不因复诊取药奔波于家庭和医院之间。例如，广东医科大学附属医院通过处方审核流转平台将医院信息管理系统（HIS）与合作药店后台对接，实现了医院与药店药品的同价同厂同规，处方流转安全可控，并提供送药上门、药店取药、医院自取等多样化医药服务，老年人可根据自身需要自由选择。又如四川省三台县中医院依托"县域云药房"统筹全县中药饮片的目录、价格、采购、配送、库存、结算、监管，为全县老年患者提供安全便捷、质优价廉的在线中药开方服务，调剂代煎配送服务，实现中药服务与线上医疗的完美衔接。

（三）适老化改造提升老年人使用意愿

适老化是指根据人口老龄化发展趋势、老年人口分布和老年人的特点，统筹建设老年人服务设施的过程。2020年12月，国家卫生健康委员会印发《关于开展建设老年友善医疗机构工作的通知》[①]，提出要推动解决老年人在运用智能技术方面遇到的困难，针对其特点为老年人提供适老化服务。互联网医疗在发展过程中也应考虑适老化需求，从各个层面做出调整，以适应人口老龄化发展趋势。具体来看，第一，医疗机构是老年患者利用互联网医疗服务的重要应用场景，应在充分考虑老年患者需求的基础上，设计更加便捷、高效的互联网医疗就医流程，积极推荐适宜患者使用的互联网医疗服务，扩大互联网医疗服务的覆盖范围。例如，苏北人民医院与互联网医院云门诊结合为老年患者开通了"互联网+"护理服务，出院后的老年患者可以在线上申请视频复诊和护士上门护理服务。第二，开展互联网医疗平台及移动应用程序的适老化改造。针对老年人群特点，简化软件及平台的操作流程，提高色彩对比度，设计大屏幕、大音量，大字版、语音版、简洁版等适

---

① 《关于开展建设老年友善医疗机构工作的通知》，四川省老龄健康发展中心网站，2020年12月2日，http：//wsjkw. sc. gov. cn/scwsjkw/sclljk/2020/12/2/6f12ddd895b849d3ae0fff0c1115a aec. shtml。

合老年人群的终端产品。① 降低老年患者的操作难度和技术焦虑，增强互联网医疗服务设备的可及性和适老性，提升老年患者对互联网医疗服务的使用信心和用户体验。第三，依托实体医疗机构开设老年患者就诊专区，通过提供屏幕辅助阅读、老年助听器兼容连接（通过手机和助听器无线连接，提升听障用户助听器接收音质）、生命体征监测等功能，提升老年人对互联网医疗服务的体验感。② 例如，四川大学华西互联网医院开设老年患者就诊专区，诊前配置智能导诊分诊系统，可以简化和放大信息内容，方便老年患者识别和理解；诊中增加信息内容语音朗读和语音转文字输入功能，优化老年患者就诊服务；诊后提供人工客服专项服务，设置待办事项提醒，避免老年人忘记复诊取药信息。第四，加强宣传，提高老年人对互联网医疗的知晓率和接受度。例如，南方医科大学南方医院探索通过融媒体宣教方式提高老年患者知晓率，开通"南方医院互联网医院"视频号，制作智慧医疗宣传短视频，开设直播义诊、在线答疑等线上服务，吸引老年人使用。

（四）重视老年人的隐私与信息安全保护工作

随着互联网医疗的快速发展，由于其数据链条长、数据规模大、数据来源多样、数据流动性强等特点，会对患者的信息安全带来较大挑战。而老年人防范意识较弱，对信息真伪的分辨能力不足，是电信诈骗的高危人群，可能产生的隐私泄露及信息安全问题更应引起重视。为此，一是加大互联网医疗的信息安全技术保护力度。采用电子签名、数据加密、生物特征识别等技术手段，加强数据安全保障；通过实名认证、服务授权等技术，规范个人信息的使用；采用匿名化和脱敏技术处理与共享老年人健康数据，削弱个人身份信息的可识别性；鼓励和支持安全技术的研发和创新，采用区块链、安全计算和数据隐私保护等技术，提高数据的安全性和隐私保护水平。二是完善健康数据管理机制。建立跨部门合作机制，共同制定和实施针对老年人健康

① 王晓琳等：《"智慧助老"互联网医院改造实践》，《中国卫生质量管理》2022年第5期。
② 秦涵书等：《互联网医疗服务适老化研究》，《中国医院》2022年第8期。

数据隐私保护的政策和措施；建立线上线下数据管理机制，包括信息资源目录、数据分级分类管理、数据安全管理制度、数据审查和监督机制、数据共享开放流程，确保数据管理规范、权责清晰。三是维护老年人信息权益，包括隐私权、信息自主权和知情权等。建立有效的投诉和申诉机制，为老年人提供维权渠道并使其及时获得支持和帮助。通过社区讲座、宣传材料、在线培训等，提高老年人个人信息保护意识。

（五）营造老年友好型社会支持环境

发动社会各方力量，建立老年人利用互联网医疗服务的社会支持环境。一方面，倡导子女、家庭成员对老年人的信息支持。子女、家庭成员是老年患者使用互联网医疗服务的重要促成因素，处在信息优势方的子女，应鼓励和帮助老年患者使用互联网医疗服务，及时了解老年患者在使用过程中存在的障碍并加以引导，增强老年患者的数字自我效能。[1] 推进以家庭为中心的互联网医疗服务，充分发挥子女和家庭成员在提高老年患者使用互联网医疗服务方面的作用。另一方面，社会组织及团体应积极推动老年人纳入互联网医疗服务体系。通过开展社区宣传、倡导和组织活动，提升老年人的信息素养和数字能力。互联网医院通过举办"长者 E 课堂"培训班，为老年人介绍互联网医疗服务平台的操作流程和就诊环节，通过集中讲解和个性化指导，促进老年人对互联网医疗服务的认知和了解，消除老年人对互联网医疗服务使用的顾虑和担忧。[2]

---

[1] 石林：《老年患者对移动医疗服务的使用意愿研究》，硕士学位论文，河南大学，2022。

[2] 李婧：《"互联网+医疗"背景下老年人便利就医的服务体系》，《互联网周刊》2022 年第 23 期。

B.5
湖南省互联网医院处方流转平台
建设模式报告

胡外光　史千山　周　颖*

摘　要： 随着互联网技术的飞速发展和互联网行业的不断创新，作为新生事物的互联网医院得到了蓬勃发展，通过互联网医院可以更加方便快捷的获取医疗服务，与之相匹配的药品配送模式从原有的院内处方流转线下取药逐步转变为互联网医院复诊开方，线上处方流转药品配送。药品处方流转和配送在保障患者特殊时期的就医需求、降低患者感染风险等方面发挥了重要作用，近年来得到了飞速的发展。本报告围绕互联网医院处方流转的政策背景、流程管理、服务保障、机遇挑战等主要内容进行阐述，分析探讨了互联网医院处方流转平台运行过程中存在的主要问题，总结了湖南省互联网医院处方流转平台建设模式及其特色，"三医"联动助推政策落地，对以省为单位的互联网医院处方流转平台建设具有借鉴意义。

关键词： 互联网医院　处方流转　药品配送　"三医"联动

　　处方流转是打通电子处方和药品配送的重要一环，传统的方式有两种，

---

* 胡外光，高级工程师，湖南省卫生健康委信息统计中心副主任，主要研究方向为医疗卫生健康信息化、卫生健康信息标准等；史千山，高级工程师，湖南省卫生健康委信息统计中心主任，主要研究方向为卫生健康信息化、卫生健康信息标准等；周颖，高级工程师，湖南省儿童医院信息中心研究人员，主要研究方向为医院信息化建设。

一种是基于现有实体医院的流程进行改进，通过医生线下开具处方，院内信息系统审方通过后，由快递公司将药品快递至患者家中。该模式主要应用在老百姓便民就医方面，是一项便民措施，还不能称之为完整的处方流转。另一种方式是基于电商的线上购药处方流转模式，老百姓需要购药，通过线上平台由系统自动开具处方，药品快递到家，这种模式的缺点在于问诊咨询环节的不规范容易导致开具的处方缺乏监管，互联网医院处方流转平台结合这两者的优点，医生线上问诊开具电子处方，通过电子处方审核中心进行审核后，流转到药店进行药品配送或直接取药，全过程可监管，保障用药安全和患者权益。

一 互联网处方流转平台建设背景

2018 年 4 月 28 日，国务院办公厅发布了《关于促进"互联网+医疗健康"发展的意见》（国办发〔2018〕26 号），首次明确提出发展"互联网+"医疗服务，允许依托医疗机构发展互联网医院。医疗机构可以使用互联网医院作为第二名称，在实体医院的基础上，运用互联网技术提供安全适宜的医疗服务，允许在线开展部分常见病、慢性病复诊和开具线上处方。完善"互联网+"药品供应保障服务，对线上开具的常见病、慢性病处方，经药师审核后，医疗机构、药品经营企业可委托符合条件的第三方机构配送。探索医疗卫生机构处方信息与药品零售消费信息互联互通、实时共享，促进药品网络销售和医疗物流配送等规范发展。在此背景下，互联网医院就诊、互联网处方流转、药品配送到家成为可能。

在药品处方流转方面，国家对以医药分家为目的的处方自由流转持鼓励态度。长期以来，由于没有成熟的应用场景（医院处方流转缺乏主动性、患者互联网购药需求不强烈、医保支付等应用环节不健全），关于药品处方外流的很多政策最后都没有收到很好的落地效果。随着互联网医院的迅速发展，处方流转逐步形成规模。处方流转主要涉及三方面内容：一是处方能流转出去，这依赖于医疗机构愿意将处方流转出去；二是流出去的处方能接

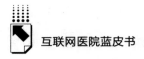

住，在医疗机构和零售药店之间实现数据互通和无障碍流动；三是对整个处方的流转过程进行监管，各级管理部门需要对处方合理性、合规性、合法性进行闭环监管。

2020 年出现的疫情，使老百姓的出行和就医都受到很大阻碍，尤其是一部分常见病和慢病患者，他们迫切需要有一个渠道能够实现足不出户、快捷就医。在这个背景下，医院积极开展互联网医院线上问诊和互联网医院药品配送，实现患者线上问诊和复诊，就近药店取药，特殊时期的特殊需求推进了互联网医院处方流转由理论变成现实。

为进一步规范药品配送，2022 年 3 月 21 日，《国家药监局综合司公开征求〈药品经营质量管理规范—药品零售配送质量管理附录（征求意见稿）〉意见》，明确要求药品零售企业在药品配送过程中采取有效的质量控制措施，并满足药品信息化追溯要求，实现药品配送全过程质量可控、可追溯。2022 年 11 月 30 日，以 2022 年第 113 号令的形式发布《药品经营质量管理规范附录 6：药品零售配送质量管理》的公告，结合配送行业的实际情况，去除一些不切实际的要求，更加贴合实际，促进药品零售企业提升配送过程中的管理水平，最终目的是确保"配送药品质量安全"。

（一）湖南省互联网医院建设情况

2018 年 12 月 29 日，《湖南省人民政府办公厅关于促进"互联网+医疗健康"发展的实施意见》鼓励在确保医疗质量和信息安全的前提下发展互联网医院。

2019 年 9 月 18 日，湖南省卫生健康委、湖南省中医药管理局下发了《关于推动互联网医疗服务持续健康发展的通知》，明确了互联网医院的服务形式、服务内容、准入条件、监管内容等，第一次将互联网医院牌照与服务内容纳入监管，标志着湖南省互联网医院建设进入一个新的阶段。2020 年 2 月，中南大学湘雅医院、湘雅二医院、湘雅三医院、湖南省人民医院、湖南省儿童医院、湖南省脑科医院、湖南省肿瘤医院、湖南省妇幼保健院等 8 家医院成功获批互联网医院牌照，这是湖南省内首批准入的互联网医院。

随着互联网医院发展，"互联网+药品配送""互联网+护理""互联网+健康养老"等逐步在全省推广，为互联网医院下一步发展注入了新的活力。以湖南省人民医院和湖南省儿童医院为例，2022 年两家医院的在线复诊人次合计达十多万人次，湖南省卫生健康委员会以湖南省居民电子健康卡服务平台为总入口，整合全省所有二级以上公立医院互联网服务和互联网医院功能，为老百姓提供一站式互联网诊疗服务。

（二）处方流转平台建设的政策背景

随着互联网医院建设和发展，相关政策陆续出台，带动了"互联网+药学"相关业务的发展，处方流转与配送成为保障互联网医院稳定发展和运营的重要环节。医院和快递公司、医院和第三方服务机构、医院和药房之间通过多种方式约定处方流转与配送模式，从而达到便民惠民的效果。这种模式的问题在于风险不可控、流程无法监管，同时容易给医院带来廉洁风险防控方面的问题，给政府的统一监管造成困难。为更好规范互联网医院处方管理（包括院内处方和院外处方），湖南省卫生健康委员会以处方流转为核心，建立覆盖全省的处方流转与处方监管平台，将处方流转、药品审方、处方配送、处方监管纳入互联网医院建设的准入条件。

2021 年 3 月，湖南省卫生健康委员会、湖南省中医药管理局、湖南省药品监督管理局联合下发《关于印发湖南省处方流转与监管工作方案（试行）的通知》，搭建全国首家省级电子处方中心，实现处方流转和处方监管工作。建设覆盖全省的处方流转服务系统，整合医疗机构处方信息和药店零售信息，为全省居民提供更为便捷的"互联网+"购买服务，改善居民就医购药体验，创新医药服务模式，提升湖南省医疗健康便民服务水平。湖南省的处方流转与监管工作先在省内部分医疗机构开展试点，再逐步向全省二级、三级医疗机构推广。

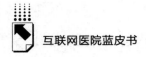

2021 年 12 月，为进一步强化处方监管、加强处方应用、便民惠民，实现医疗、医保、医药融合互动。湖南省卫生健康委员会、湖南省医疗保障局、湖南省中医药管理局、湖南省药品监督管理局联合发布了《湖南省处方流转与监管工作方案（试行）》，对零售药店的接入和退出机制进行了规定，接入办法进行了规范，平台进入全面推广应用阶段。2022 年 7 月，《关于印发湖南省处方流转与监管平台医疗机构接口规范的通知》正式下发，全省公立医疗机构全面开展信息系统接口对接工作。2022 年底，随着互联网医院的进一步发展，为使常见病、慢病患者实现足不出户及时取药，湖南省卫生健康委员会要求全省公立医疗机构互联网医院及时开诊，并全面接入处方流转平台，实现药品及时配送到家。

二　湖南省互联网医院处方流转平台的建设与发展情况

（一）建设历程

湖南省互联网医院处方流转与监管平台的建设过程可分为三个阶段：一是探索开展处方流转试点工作，二是全面对接公立医疗机构互联网医院和线下零售药店，三是加强运营管理与功能拓展。

自 2020 年 9 月起，湖南省卫生健康委员会开始筹建处方流转与监管平台，通过医政、药政、医保、信息等多方协商与研究，最终决定采用政企合作共建的方式建设处方流转与监管平台，平台的所有权归属湖南省卫生健康委员会，平台建设运维工作及相关费用由第三方公司承担，第三方公司通过商业化运营模式筹集运营资金，项目最后由易复诊公司搭建湖南省处方流转与监管平台。平台建设的目标：建设覆盖全省的处方流转服务系统，整合医疗机构处方信息和药店零售信息，为全省居民提供更为便捷的"互联网+"购买服务，改善居民就医购药体验，创新医药服务模式，提升全省医疗健康便民服务水平。

2021年3月，湖南省卫生健康委员会发布《关于印发湖南省处方流转与监管工作方案（试行）的通知》，推动湖南省处方流转工作。按照湖南省卫生健康委员会统一安排部署，处方流转与监管平台建设工作先在省内部分医疗机构开展试点，再逐步向全省二级、三级医疗机构进行推广，根据省、市、县三级医院各自特点进行样板医院选择，首批选定了中南大学湘雅三医院、湖南省肿瘤医院、湖南省中医药研究院附属医院、长沙市中心医院、长沙市第一医院、长沙市第三医院和石门县人民医院7家试点医院。要求试点医院结合实际情况，明确机构可开展处方流转工作的医师、药师以及可外延的药品目录清单，完成在流转与监管平台的数据采集填报和审核校验工作，并建立数据更新机制：医师应当依法取得相应执业资质，在依托的实体医疗机构或其他医疗机构注册，有处方权，能够在国家医师电子注册系统中查询到执业信息；药师应具备初级及以上专业技术职称；药品应以慢性病、常见病的口服或外用制剂为主，注射剂（自用胰岛素针除外）、精神药品、麻醉药品、医疗用毒性药品、放射性药品和其他用药风险较高或需要特殊管理的药品不纳入处方流转范畴。零售药店依据药店接入条件自愿参与流转，实时对接零售药店ERP管理信息系统。项目建设方对全省入网药店系统服务软件和硬件环境进行改造，满足处方流转建设需求。

2021年9月，处方流转与监管平台在长沙市中心医院正式上线运行，平台通过对接医院处方信息系统、医保结算信息系统和药店零售信息系统，实现处方信息的互联互通、实时共享。以湖南省居民电子健康卡平台为载体，医生开具流转处方后，患者的居民健康卡公众号可收到相关取药信息，患者凭取药信息自主选择符合条件的药店购买药品，实现"一卡通"服务落地，打造"处方信息多跑路，人民群众就医购药少跑腿"的便民医药服务。

随着流转处方和互联网药品销售的逐步增多，处方质量和用药安全问题成为处方流转与监管平台迫切需要解决的问题，2021年12月，湖南省卫生健康委员会以湖南省药学会为基础成立湖南省远程处方审核服务中心，开展互联网处方审核工作，至此湖南省处方流转平台所有的运行与管理环节均落

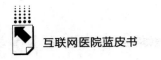

实到位。

2021年12月湖南省卫生健康委员会正式下发《关于推广使用湖南省处方流转与监管平台的通知》，平台进入全面推广应用阶段，全省121家医疗卫生机构已完成平台与医院信息系统的接口改造工作，截至2022年底，通过全民健康信息平台对接全省448家二级以上医疗机构的处方数据，完成了数据清洗，整理收录处方累计达1.5亿张，联网药店10083家，为6604万名用户提供了处方查询、在线复诊、在线支付、药店推荐、物流配送、用药指导等一系列便民惠民服务，改善了居民购药服务体验。

2022年11月，随着互联网医院的快速发展，湖南省卫生健康委员会为统筹互联网诊疗服务，要求各医疗机构依托湖南省居民健康卡"互联网医院"入口，开展健康咨询、就医指导、预约诊疗、在线处方、药品配送等线上医疗服务，引导群众有序就医、错峰就医，努力避免出现医疗挤兑现象，所有授牌的互联网医院要求与处方流转和监管平台进行数据对接，实现老百姓零售药店就近取药。

（二）发展现状

1. 建成了全省统一的处方流转与监管平台

以患者处方信息为核心，依托全民健康信息平台基础数据，整合医疗机构处方信息、医保结算信息和药店零售消费信息等，建设电子处方平台，实现全省处方信息的互联互通、实时共享，搭建处方来源与处方需求之间的信息沟通桥梁，通过对处方数据的采集、清洗、汇总、分析等实现省、市、县三级卫生健康行政部门对处方流转工作的线上监管，为政府提供完整、高效的处方数据监管，为患者提供便捷、专业的处方服务。目前，该平台已上线运行，并实现医院所有处方的数据分析与数据监管，实现了互联网处方的线上流转与线下流程对接，基本实现线上线下处方一体化的闭环管理，为湖南省下一步统筹建设全省统一的医疗监管平台提供数据来源和参考依据。

2. 建设了全省统一的电子处方中心

为保障患者处方数据的完整性和可追溯性，平台以全省二级以上公立医疗机构处方数据为基础，开展数据治理和数据应用，建设全省统一的电子处方中心，电子处方中心清洗与管理区域内二级以上医疗机构开具的处方数据（包含院内处方、院外流转处方、互联网诊疗处方），累计清洗完成153491941张完整处方，可用于患者查询及流转服务，实现流转处方数10043张，流转服务2436人次。目前，清洗后的处方数据完整率达93%。

电子处方中心为患者服务、政府监管以及一系列医改措施提供完整电子处方数据支持，方便患者看病就医购药与互联网线上服务，方便全省统一处方数据监管与医改各项政策参考，方便社会治理各项工作开展，以全省处方数据为基础进行数据挖掘，进行人工智能分析、辅助基层处方开具、处方信息预警等方面研究。

3. 建设了全省远程处方审核服务中心

以湖南省药学会为依托，通过上传处方信息、人脸识别等，实现区域内执业药师审方行为全流程的无纸化和电子化，所有数据可追溯、可监管。完成系统对接的医院、零售药店可选择使用内部审方或远程审方，实现与基层卫生信息系统的对接，可为全省2500多家乡镇卫生院提供处方审核服务。

4. 搭建全省便民惠民处方服务平台

在充分保障患者知情权、选择权等权益的基础上，为患者提供一体化诊前、诊中、诊后的电子处方服务，广大老百姓足不出户即可通过湖南省居民电子健康卡服务平台享受处方查询、凭方复诊、预约购药、送药上门、在线报销、用药咨询等多样化的"互联网+医药健康"服务，从而实现"处方信息多跑路，患者就诊购药少跑腿"，缓解广大老百姓"看病难、购药难"的问题。

5. 打通医疗机构和药店开展处方流转服务的渠道

与部分医疗卫生机构和药店完成系统对接，开展处方流转服务。与省内121家医疗卫生机构完成院内HIS系统对接，开展院内处方流转业务，对接授牌互联网医院32家，提供线上审方服务和零售药店配送服务，平台完成基层卫生信息系统和村卫生室系统医保对接与改造工作，可以为全省近2500家乡镇卫生院和近30000家村卫生室提供处方审核和外延服务。积极

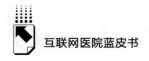

开展与零售药店对接和服务工作，截至 2023 年 1 月 1 日，全省有 1 万多家零售药店提供处方流转服务。

三 湖南省互联网医院处方流转平台的模式与特色

（一）"三医"联动，职责鲜明

湖南省卫生健康委员会、湖南省医疗保障局、湖南省药品监督管理局等政府部门牵头主导，第三方企业承建处方流转平台，公开遴选合规的医疗机构和零售药店，将医院处方以合规安全的形式，外配到社会定点零售药房进行处方流转。

湖南省卫生健康委员会负责全省处方流转与监管平台总体建设，制定相关接口和管理规范，指导各医疗机构开展处方流转服务并进行监督管理，各级卫生健康行政部门依托监管平台，负责加强对处方流转的监督管理，重点加强对人员资质、处方合理性等方面的监管。

湖南省药品监督管理局负责全省入网药品零售连锁企业总部远程审方中心运行情况的监管，市县两级药品监管部门负责加强对辖区内入网药品零售企业经营的药品质量、执业药师在岗履职、凭处方销售处方药、处方审核等相关重点内容的监督检查等。

湖南省医保局负责推动平台与医保信息系统、医保电子处方中心进行对接，通过医疗机构处方信息、医保结算信息与药品零售消费信息互联互通、实时共享，方便参保人按规定享受医保待遇，确保处方外流的合规性，确保基金使用透明化。

（二）功能政策，不断完善

处方使用方面：依托全民健康信息平台，对全省各级医疗机构处方数据进行收集和清洗，同时将处方数据对接居民电子健康档案，丰富居民电子健康档案内容，供基层医疗机构进行调阅和使用，提升基层医疗机构服务能力和水平。

用药安全方面：为防止处方流转过程中药品出现窜货等情况，在互联网医院处方流转与监管平台系统对接过程中，首先确保医生开出的药品名称、规格、剂号等信息完整，终端对接各药店实时 ERP 销售系统实现闭环管理，确保库存、药品名称、规格等能通过接口实时和医院对接的药品处方信息进行对比，保证数据一致性，保障用药安全。

医保政策方面：湖南省医疗保障局发布《关于调整优化职工基本医疗保险普通门诊统筹政策的通知》，进一步对门诊医保支付政策进行优化，在报销费用方面，定点零售药店执行与基层医疗机构相同的报销待遇，不设起付标准，政策范围内药品费用按 70% 的比例支付，定点零售药店和定点医疗机构门诊统筹基金年度最高支付限额合并计算，进一步加大了处方流转工作的推进力度。

（三）便民惠民，简单易用

老百姓处方利用率大大提高，通过居民电子健康卡平台，可以直接查询湖南省所有医疗机构开具的处方，直接凭处方进行互联网医院线上复诊，直接凭处方享受各零售药店购药、药品配送到家等服务。同时平台开通了用药指导和用药服务等功能，患者可直接通过平台查询药品使用知识库，系统也可以向患者推送用药提醒信息。

（四）信息安全，筑牢防线

平台建设注重安全管理，一是注重医师和药师资格审查，必须通过平台严格实名制认证注册准入后才能登录操作；二是加强医师签名管理，采用 CA 签名、人脸认证等技术强化处方合规管理；三是采用加密机制，采用与医保相同的国密 SM2 加密技术进行数据加密，防止数据传输过程中出现泄露；四是加强患者隐私保护，患者通过居民电子健康卡平台由本人进行实名认证授权后，方可调阅处方记录。另外，还可以通过第三方保密协议、信息安全等级保护等技术保障平台安全稳定运行。

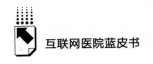

四 湖南省互联网医院处方流转平台目前存在的问题

（一）相关法律法规有待健全

互联网医院相关的法律体系和监管体系尚不完善，在诊疗范围和责权利方面界定比较模糊，互联网医生良莠不齐，诊疗质量不高，这也导致以药品流转为主的处方流转平台同样存在很多不稳定因素。

医保政策的不确定性和差异性，给处方流转平台运营带来困扰，在不同地区，医保支付的条件和标准不统一。以湖南省基层医疗机构实行处方流转与医保对接为例，各地基层卫生院和村卫生室在药品责任划分、基金支付、多方权益方面差异较大，不利于全省统一的处方流转，医保制度需要结合现有互联网业务，做到更加精准和更有针对性，比如出台处方流转平台的专门法律法规可以解决信息监管、数据保存、权利义务等问题，划清责任，更好地维护处方流转平台秩序，这些都需要进行一段时间的探索。

（二）处方流转水平仍然较低

通过处方流转与监管平台的实际运行效果发现，流转处方的量并没有达到预期效果，实际处方的流出量和流转率都不是很高，分析其原因，一是院内处方的流出，均由各家医院自行管理，虽然药品处方外流能有效降低医院的药占比，但是同时降低了医院总收入，基本药物、集采药、谈判药虽然可以实现在互联网医院无障碍配送，但医院对流转出去的药品目录和管理均比较严格，基本以口服药、外用药或医院自制剂为主，品种受限，流转出来的量并不大。二是互联网医院发展受到制约，虽然互联网医院均需要与处方流转平台对接，但是互联网医院基本对接的是复诊和轻问诊患者，当前阶段，互联网医院复诊和轻问诊的患者有所减少。一方面，医生的积极性不高，相关的法律法规制度不够健全，同样线上问诊的费用和线下实体医院问诊差异很大；另一方面，医院对互联网医院管理较严格，只有对应资质的医生才能线上开方，医生也认为线上开药风险较大，对熟悉的复诊病人才会进行处方开具。此外，药店处方承接能力有限，医院流转药品多为处方药、自制剂等，药店承接能力有限，大部分处方最后进行院内流转，由开单互联网医院药房进行配送。

（三）医保数据流通仍存壁垒

一是医保电子处方推进进度较为缓慢，需要在"双通道"定点药店流转结算，医保系统对接工作烦琐，处方流转平台需要对接各级医疗机构、医保电子处方中心和零售药店销售系统等，缺乏一个统一的管理机构进行统筹。二是医保基金支付的问题，以湖南省为例，医保年度个人账户支付总额为1500元，可以通过零售药店或医院门诊进行药品购买，而医保统筹支付只针对医院住院和门诊大病患者，个人账户额度用完后，如需报销必须到医院购药或患者自付购买，大部分患者更愿意去医院买药，处方流转达不到预期效果。三是医保基金安全问题，处方外流以后，医保基金的监管更加困难，需要通过线上线下相结合实现全流程追溯管理，以保障基金安全，需要不断强化监管功能和政策磨合。

（四）平台监管仍有缺陷

处方的安全性与有效性是电子处方监管的主要内容，电子处方监管必须保证处方来自"具有合法资质的医院"，"具有合法资格的医师"取得授权后开具电子处方，通过 CA 等信息化手段进行认证，在保障数据安全的前提下，由具有对应资质的药事服务部门进行处方审核，并将药方上传到各药店的终端信息系统，药店方可销售相关药物。

在实际的监管过程中，仍会出现监管主体不明、监管职责不清、监管积极性不高等问题；在互联网医院诊疗过程中，由于互联网诊疗的开放性和虚拟性，患者基本信息和病情等情况难以准确把握，容易导致监管流于形式；在医保线上支付方面，互联网的隐蔽性加大了医保用户真实身份确认、医保资金流向追踪的难度；在处方安全性方面，因所有处方均通过处方流转与监

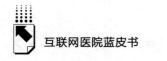

管平台进行数据对接和分析，理论上给处方获取和数据统计分析带来了便利，可能存在处方人为泄露、违规统方、违规进行处方数据分析等问题，从而诱发新的腐败问题。

五　湖南省互联网医院处方流转平台未来面临的机遇与挑战

（一）机遇

1. 政府支持，有利于推动"医药分家"

以政府为主体建设的处方流转平台更加具有公平性、权威性、开放性，便于相关管理部门进行统一监管，以消除药品信息流转过程中的指向性，同时通过处方流转与监管平台实现"医药分家"，这也是国家政策支持和鼓励的。

2. 药店支持，将药店纳入初级诊疗体系

长期以来药店和医疗机构之间存在竞争关系，随着医保统筹资金开始向定点药店开放，以及以"医药分家"为主导的处方流转服务推行，零售药店开始从诊疗边缘化成为诊疗体系的一部分。虽然在这个过程中，各零售药店在专业化和多元化方面需要转型，但是这对各零售药店而言都是一个重大的利好。

3. 老百姓支持，便民惠民

基于互联网的处方流转是大势所趋，有利于打破时间和空间限制，老百姓看病购药将变得更加方便快捷。同时药品的非定向流动带来了各零售药店之间的竞争，更有利于降低药价，使老百姓获得实惠。

（二）挑战

1. 来自分级诊疗体系的挑战

互联网医院带来的便捷性，让部分患者能够足不出户解决就医购药问题，在降低患者出行成本的同时给分级诊疗体系带来挑战。由于目前

互联网诊疗成本较低，相关制度不健全，大部分患者会选择大医院进行线上问诊和线上复诊，潜意识会引导患者流向大型三甲医院，可能导致大型三甲医院有限资源的"挤兑"，进一步加剧看病难、看病贵的问题，如果不能有效解决各级医疗机构之间就医秩序的问题，可能给分级诊疗带来新的挑战。

2. 来自"三医"联动政策的挑战

"三医"联动一直是有效破除机构之间体系屏障和信息壁垒，实现处方外流和闭环监管的重要前提。但是"三医"联动是个动态发展过程，各方政策制度差异、信息共享标准不统一等都将给"三医"联动带来一定的困难。尤其是当处方外流到药店和第三方平台后，采取总额预付制的地区基金额度归属和返还问题、多渠道医保实时报销问题等还有待解决。

3. 来自药品监管的挑战

通过互联网进行处方流转和药品配送后，传统药品配送和互联网药品配送交织在一起，网订店取成为合法的药品销售方式，给药品监管带来了一定的挑战。尤其是目前建设的一些互联网医院线上和线下信息流通不畅、数据无法互联互通，或存在"线上线下两张皮"的情况，部分问诊和复诊通过图片等方式进行交流和提供处方依据，药品闭环和追溯管理难以实现，给监管部门带来了新的难题。

B.6
推进互联网医疗精准、动态监管
——打造互联网医疗服务"三医"标准监管体系

袁博　沈明辉　曾鹏宇　于志华*

摘　要： 根据国家卫生健康委员会相关文件要求，四川省互联网医疗服务监管平台遵循"标准统一，互联互通，分级监管，安全可控，先易后难"的原则，针对医疗机构、医务人员、医疗行为三个维度开展线下医疗监管，建立互联网线上监测指标体系；利用大数据应用技术进行综合对比、分析并实时呈现，构建实时动态、标准统一的现代化精准监管评价体系，形成了事前审核、事中控制、事后追溯的互联网医疗全流程监管体系，对全省300多家互联网医院开展的互联网医疗业务进行监管，做到结果可查、过程可溯，同时监控管理数据流向，确保医疗机构的数据安全，确保患者的就医安全，形成了互联网医疗服务线上监管"四川模式"。

关键词： 互联网医疗　监管体系　精准监管　动态监管

---

* 袁博，信息系统项目管理师（高级），四川省卫生健康信息中心（四川省健康医疗大数据中心）应用推广部部长，主要研究方向为互联网医疗应用、卫生管理、项目管理、健康医疗大数据、信息标准、卫生信息化建设（含区域、医院、疾控卫生信息化等）；沈明辉，高级工程师，四川省卫生健康信息中心（四川省健康医疗大数据中心）副主任，主要研究方向为卫生管理、项目管理、数据安全、健康医疗大数据、数字化管理、信息标准、卫生信息化建设（含区域、医院、疾控、妇幼、基层卫生信息化等）；曾鹏宇，四川省卫生健康信息中心（四川省健康医疗大数据中心）高级工程师，主要研究方向为互联网医疗应用、区域医疗信息化、基层医疗卫生信息系统；于志华，四川省卫生健康信息中心（四川省健康医疗大数据中心）高级工程师，主要研究方向为卫生管理、项目管理、健康医疗大数据、信息标准。

一　四川省互联网医疗监管平台定位与政策背景

自 2014 年起，四川省积极利用互联网技术手段推动开展线上线下相结合的医疗健康便民服务，上线省级便民服务平台"健康四川"（后升级为"天府医健通"），为全省百姓提供以在线挂、缴、查为基础的多项便捷就医服务；2015~2017 年，四川省积极探索推进"互联网+医疗服务"的开展，试点建设了四川大学华西附二院、四川省第四人民医院、四川省妇幼保健院等多家互联网医院，在互联网医院审批政策、收费政策以及服务类型等方面做出了积极探索，积累了宝贵经验。同期，卫生信息相关工作在四川省飞速发展，四川省建设了统一的基层医疗机构信息化系统，同时搭建了卫生健康信息平台，为在互联网上开展医疗健康相关服务奠定坚实的基础。

2018 年，《国务院办公厅印发〈关于促进"互联网+医疗健康"发展的意见〉》（国办发〔2018〕26 号）、《国务院办公厅关于印发深化医药卫生体制改革 2018 年下半年重点工作任务的通知》（国办发〔2018〕83 号）、《国务院办公厅关于印发深化医药卫生体制改革 2019 年重点工作任务的通知》（国办发〔2019〕28 号）、《互联网诊疗管理办法（试行）》、《互联网医院管理办法（试行）》、《远程医疗服务管理规范（试行）》等多项文件出台，要求进一步规范互联网诊疗，发挥远程医疗服务的积极作用，提高医疗服务的效率。

四川省政府办公厅出台《关于促进"互联网+医疗健康"发展的实施意见》（川办发〔2018〕86 号），要求推动医疗服务在互联网上的应用，使用互联网前沿信息技术，拓展医疗服务范围和项目，减少患者参与环节，提效降耗。四川省根据《关于印发互联网诊疗管理办法（试行）等 3 个文件的通知》，制定了互联网诊疗和互联网医院准入机制。2019 年 4 月，四川省发布《关于进一步做好互联网医院和互联网诊疗相关工作的通知》（川卫函〔2019〕100 号）、《四川省互联网诊疗管理规范（试行）》等政策文件，明确开展互联网医疗的相关工作要求。将互联网医院和互联网诊疗纳入行政审批准入事项，实行省、市、县三级属地化管理模式，明确了准入事项的法定

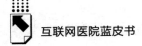

依据、申请条件、申请材料、办理方式等信息，为省内机构申请办理准入提供了办事指南。明确开展互联网健康医疗服务必须接入四川省互联网医疗服务监管平台，上传业务数据接受监管。互联网诊疗服务费用参照《关于规范公立医疗机构互联网医疗服务项目价格管理的通知》（川发改价格〔2018〕451号）、《关于转发〈关于非公立医疗机构医疗服务实行市场调节价有关问题的通知〉的通知》（川发改价格〔2014〕256号）相关规定执行，实行备案制管理，要求各机构做好价格公示。目前，四川省多数互联医疗服务参考线下价格定价。

针对互联网医院和互联诊疗业务提出了具体要求，一是明确医疗机构和第三方机构都可以基于实体医院开展互联网医疗服务或建立互联网医院，并提出与线上线下执业范围（医疗服务）相符的原则；二是明确开展线上服务的医务人员相关职称和执业年限要求，鼓励对医师执业注册（多点执业）进行有条件的适度放开；三是医师可以在互联网诊疗活动中出具诊断意见并开具处方和检验检查单，但只能针对常见病、慢性病复诊。

作为首批"互联网+医疗健康"示范省，四川省通过落实国家相关法规政策，构建本省政策体系，把新兴的信息技术纳入医疗健康业务应用场景，构建"互联网+医疗健康"三维服务体系。通过四川省互联网医疗健康服务与监管平台，实现互联网医疗健康服务全流程业务可审计、可溯源，在互联网上给居民提供精良、快捷、安全、舒适、标准的医疗健康服务。

二　监管理念

根据《互联网诊疗管理办法》《互联网医院管理办法》等文件规定，遵循"标准统一，互联互通，分级监管，安全可控，先易后难"的原则，结合四川省互联网医疗服务审批和监管工作的开展情况，进一步优化和完善医疗机构与医务人员备案流程及提交信息项，针对各级监管部门进行权限分配和分级管理，实现互联网医疗服务业务信息采集和监管指标应用。依托省医疗"三监管"系统、省人力资源系统、省人口健康信息系统等行业信息平台打通全省数据流通环节，通过将采集的各项互联网医疗医院科室、人员、诊断、处方等服务数据，与人力资源系统医务人员执业三证相关信息进行比对；同时参照四川省医疗"三监管"线下监测指标，建立互联网线上监测指标体系；利用大数据应用技术进行综合对比、分析并实时呈现，构建实时动态、标准一致的现代化精准监管评价体系，实现省、市、县各级卫生行政管理部门对本级开展互联网医疗的医疗机构进行客观判断和准确掌控，并对涉嫌违规违法的行为采取及时干预措施，逐步探索互联网医疗服务综合监管制度创新的"四川模式"。

（一）事前监管

事前监管是监管环节的第一关，既要确保医疗机构取得相应准入资格，又要保证患者确实存在医疗服务需求，避免医疗资源浪费。四川省通过与省大数据中心共享数据，对医疗机构和医师的资格进行认证。当前，互联网医疗服务的开展必须以线下实体医疗机构为依托。医疗机构需向行政部门提出申请，经审核同意并按照有关规定申请执业登记后方可开展相应互联网医疗服务。互联网医院准入前必须与监管平台联通，开放数据接口，做到数据全程监控并可追溯。医疗机构取得相应资质后，既可由本院医生开展互联网医疗服务，也可利用医生多点执业开展相应医疗服务。对开展互联网医疗服务的执业医师、药师进行资格监管，确保其取得相应执业资质，并验证执业范围，确保其在执业范围内开展医疗活动。

（二）事中监管

事中监管侧重对具体依托互联网发生的医疗过程中的医疗行为、医疗风险、价格等进行监督和管理。互联网医疗需对诊疗科目范围、药品和诊断目录进行监管。在互联网医疗服务中，需对医师资格及身份认证进行严格监管。目前，医生和患者主要使用国家法定证件进行实名认证，除此之外，利用大数据、面部识别、指纹识别、电子签名等技术进行辅助认证，避免出现身份造假现象，为医疗服务提供安全保障，互联网医疗监管平台要求电子处方必须具备电子签名、时间戳等内容，并对其使用进行规范管理。同时，电子处方与互联网药品交易密切相关，交易时要严格审核电子处方，控制药品质量，监控配送物流，健全反馈机制。要求医疗机构将医疗过程中发生的数据及时上传到监管平台，便于平台进行数据分析。

（三）事后监管

事后监管侧重对医疗行为数据的分析，四川省互联网医疗服务监管平台（见图1）有大数据算法，定期分析互联网医疗过程中出现的异常数据，并通过系统对数据进行下发，要求监管对象对异常数据进行分析并说明相应情况。以实体医疗机构监管的相同标准来监管互联网医院，构建线上线下统一的监管体系和流程，医疗的严肃性从线下贯穿到线上，最大限度地保证人民群众就医安全。

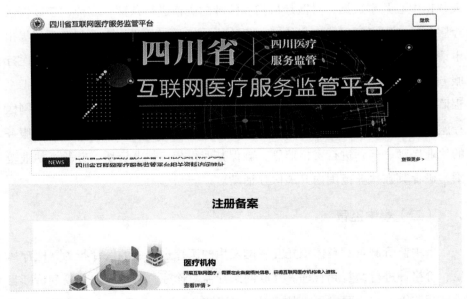

图1　四川省互联网医疗服务监管平台界面

四川省互联网医疗服务规范有序发展依靠互联网医疗服务监管平台和相应指标体系，一是构建统一监管体系，建设省级互联网健康医疗服务监管平台，对备案信息、准入资质、服务行为进行监管；通过建立接口信息标准，对接互联网医院和第三方服务平台，自动采集业务数据推动实现动态监管（见图2至图4）。二是纳入医疗"三监管"体系，2022年四川省将互联网医疗服务监管平台与医疗行为"三监管"平台进行整合，梳理互联网医疗健康服务监管指标、规则，据此对业务数据进行分析，并逐步将其纳入"三监管"闭环处理流程，进一步规范互联网医疗健康服务行为。三是构建风险防范体系，对依托实体医疗机构建设的互联网医院，通过数字身份认证、证书签章服务、患者知情同意等手段，规范服务行为、降低医疗风险。

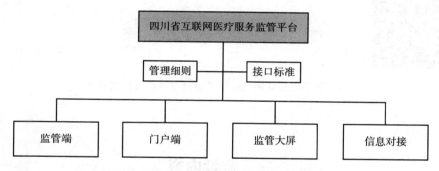

图2　四川省互联网医疗服务监管平台架构

资料来源：根据内部资料整理而成。

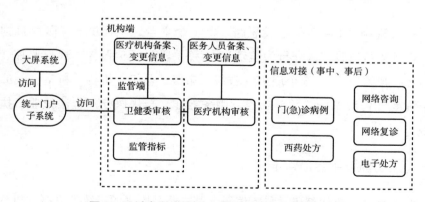

图3　四川省互联网医疗服务监管平台监管逻辑

资料来源：根据内部资料整理而成。

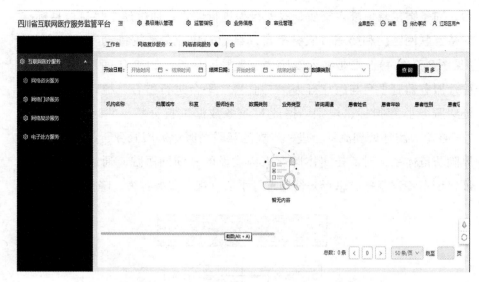

图4　四川省互联网医疗服务监管平台监管数据展示

三　监管内容

（一）监管平台建设思路

平台遵循"1346N"建设思路，即1个平台，3个方面（医疗机构监管、医疗人员监管、医疗行为监管），4种手段（标值监控、离群监控、趋势监控、风险监控），6个层级（省级、市级、县级、机构、科室、人员），N个维度（资源调配、服务项目、服务效能、合规医疗、合法执业、执业状况等）。

（二）监管平台监管维度

统一标准：机构编码、科室编码、基本药品库来源于统计直报的机构编码，医疗卫生机构业务科室分类代码表和国家药管平台医用药品统一标识码YPID。

按照卫生健康行政部门监管需求，平台对"医疗机构、医务人员、医疗行为"3个监管方面设置了4类16项监管指标，其中针对"医疗机构、执业人员、医疗行为、电子处方"等问题，设置了16项监管指标，分别是机构未确认、诊疗科目超范围、未备案、未电子认证、服务范围异常、服务年限异常、多点执业异常、无处方资格、处方超权限、复诊异常、未留痕、电子签名异常、诊后评价异常、诊前风险提示异常、禁用药异常、低龄儿童异常。实现对互联网医疗行为的合法性、规范性、合理性，以及服务质量、安全、效率等的监管。

（三）数据互联互通

整合卫生部门和机构已建设的信息平台数据，按照相关标准搭建信息交流共享平台，科学管理数据，解决"数字天堑、信息孤岛、业务深井、部门障碍"等问题。建立稳定、动态、可监管的数据仓库，可以从仓库中提取、归集相关监管数据，为卫生健康领域决策者、管理者、专家学者提供科学、准确、及时的依据。

省人力资源系统医疗机构基础信息、医务人员执业三证数据信息，是医疗机构和执业人员备案信息的标准数据源，可为医务人员在监管平台注册备案提供信息依据，支撑对医疗机构、医务人员进行基础信息自动对比；监管平台与基础资源库对接形式采用资源库系统全推，平台在中间库获取，人员信息每天推送一次，医疗机构信息每月推送一次。

创新卫生健康服务模式，在卫生健康服务中融合AI、大数据技术、移动互联网技术，让卫生健康服务体系向智能化、移动化转型。借助四川省大数据中心统一电子证照相关接口，提供医务人员和医疗机构相关证照信息的查询核验，提高互联网医疗监管平台公信力。伴随大数据技术的应用，以及电子政务服务快速推进，将来需要应用多种新兴信息技术，通过电子证照开展数据服务，提升服务使用者获得感，提升卫生健康服务数字化水平。

在互联网医疗服务监管过程中，对互联网医疗行为疑似异常线索，可通过"三监管"稽核闭环系统进行核实查处。充分利用"三监管"平台，提

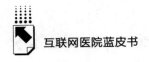
高行政办事效率。信息技术中电子签名的不可抵赖性与数据高效流转性，让监管平台更加高效公正。

（四）实现监控异常预警

参照《关于进一步做好互联网医院和互联网诊疗相关工作的通知》《互联网诊疗管理办法》《互联网医院管理办法》等多项文件，监管平台采用网上备案模式，管理互联网医疗机构接入，可对异常缺失信息发出预警。通过CA认证、区块链技术，保障互联网就诊过程中信息的真实性、安全性、合法性，没有通过身份认证的信息一律发出警告。通过监管平台采集互联联网诊疗数据，实现服务全程留痕，应用大数据技术分析相关数据，对违规诊疗行为、违规处方发出警告。

四 四川省互联网医疗服务及监管情况

目前，四川省已完成数字化、智能化互联网医疗服务监管体系建设，为推动全省互联网医院建设和互联网医疗服务规范开展提供技术支撑。

（一）互联网医院建设及服务情况

截至 2023 年 12 月，全省累计建成互联网医院 408 家，成都（289 家）、绵阳（13 家）、宜宾（8 家）、德阳（9 家）、广元（7 家）、自贡（7 家）、遂宁（6 家）、南充（7 家）、乐山（5 家）、资阳（4 家）、攀枝花（5 家）、内江（6 家）、眉山（5 家）、泸州（5 家）、达州（3 家）、雅安（4 家）、巴中（3 家）、凉山（3 家）、广安（3 家），中央在川医疗机构（4 家）、委直属医疗机构（12 家）。全省累计提供各类互联网诊疗服务 1997 万人次，其中网络咨询服务 753.1 万人次、网络复诊服务 581.7 万人次，开具电子处方 662.2 万单。

（二）监管情况

四川省互联网医疗服务监管平台的运行保障了全省互联网医疗健康服务

的有序规范开展。一是服务全流程监管，保障了诊疗服务质量、医疗机构资质可靠、服务人员信息真实。二是监管范围优化，针对区域诊疗和医联体的实际需要，拓展了多点执业范围。三是使用 AI 和大数据技术对监管数据进行动态挖掘，为行政部门提供决策依据，满足医疗服务数字化升级的需求，在很大程度上化解了线下监管滞后、监管信息流通不畅等问题。目前，四川省互联网医疗已纳入医疗"三监管"，随后将纳入闭环管理（见图5）。

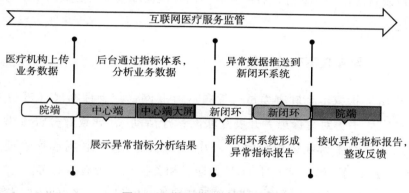

图 5 互联网医疗服务监管流程

五 四川省互联网医疗面临的挑战与发展展望

互联网医疗需要兼顾多方面目的，不仅要保障医疗行为的安全和可靠，还要促进医疗服务的创新发展。

（一）不均衡发展现状

四川是西部地区人口大省，也是西南地区医疗资源汇集之地，但发展不均衡。四川省既有平原地区，此地经济水平较高、人口聚集；也有高原地区，此地经济发展滞后、人口分散。两地之间的医疗机构、医务人员以及设施设备等方面存在较大差距，导致其医疗服务能力存在明显差距。监管数据显示，互联网地域发展差距明显，截至 2023 年 7 月 31 日成都市建

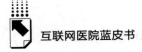

成互联网医院 248 家，占全省的 73%；其他地区共建 91 家，占全省的 27%。成都市互联网医院服务人次达 1192.4 万人次，占服务总人次的 68%，其他地区互联网医院服务人次为 561.8 万人次，占服务总人次的 32%。① 如何利用监管手段促进各地优质资源下沉和互联网医疗行业发展是一个值得研究的问题。

各地互联网医疗业务发展过程中将面临医疗风险、隐私保护风险、效益困局以及资源困局。对此，各级互联网医疗机构和服务人员提出了亟待解决的问题。

（二）配套政策有待完善

2018 年国家卫生健康委员会发布《互联网诊疗管理办法（试行）》，明确规定"不得对首诊患者开展互联网诊疗活动"，导致部分首诊患者无法通过互联网平台获得诊疗服务。另外，《四川省互联网诊疗管理规范（试行）》也于 2023 年 1 月 31 日到期，相关指导政策有待完善。

目前，门诊挂号、诊疗、药品等费用可通过医保个人账户报销，慢性病患者也可在线下报销相关费用，但通过互联网就医无法报销，需患者全额承担，这在很大程度上制约了"互联网+医疗"的发展。

（三）互联网医疗服务待完善

诊疗效率待提高。鉴于医疗服务对线下诊疗手段依赖性较大的行业特点，以及在卫生健康数据支撑不足和辅诊技术不完善的前提下，"互联网+医疗"目前只能为一些病情较轻的常见病、慢性病患者提供诊疗服务和家庭医生签约服务。

服务内容待完善。许多互联网医院开展了在线咨询、问诊、开方等服务，但未与线下诊疗有机融合，未形成线上线下相衔接的服务闭环，导致患者没有得到良好的就诊体验。

---

① 资料来源：本单位内部数据。

（四）行业监管须加强

互联网医疗服务平台可上线省内外多家医疗机构的医生，医生也可在省内外不同互联网医疗服务平台上执业，患者可能来自全国各地，且服务环节涉及医疗、医保、医药多部门，导致出了问题责任划分困难。

大量的社会第三方力量涌入互联网医疗服务，导致互联网医疗服务过程中可能存在医疗安全隐患，同时对实体医疗机构的运营管理提出严峻考验。

六　互联网医疗发展展望

（一）建立符合互联网医疗发展规律的监管路径

目前，全国的互联医疗服务和监管都处于起步阶段，大都按政策要求推行省级统筹的模式，并且参考与实体医疗机构相同的监管规则。互联网医疗和线下服务具有不同之处，有自身的特殊规律，如何加快互联网医疗的发展，监管规则应做出适当的调整。针对发展较快较好的地区，应通过监管促进互联网医疗服务的规范有序发展，使互联网医疗服务向精细化方向发展；对于其他地区，应引导其积极开展互联网医疗服务，或引入互联网医疗服务资源，为本地区卫生健康事业发展做出贡献。

（二）推动配套政策完善

目前，应从政策配套上保障适当扩大互联网诊疗的范围，从顶层设计上保障互联网医疗服务的基础稳固，为持续发展提供动力。

第一，划定慢性病和常见病的互联网复诊边界，明确复诊病种判定的方式。第二，扩大互联网诊疗首诊范围，考虑部分疾病可以使用互联网首诊，发挥互联网医疗的优势。第三，在采取医保报销技术保障手段，以及推动医疗机构实践落地的同时，配合相关医保报销政策的出台，实现线上看病医保报销一站式服务。

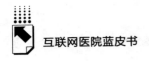
（三）深化服务、拓展外延

互联网医疗处于起步探索阶段，医疗技术设施设备和技术手段还处于以满足线下医疗服务需求为主的状态，线上医疗的配套支撑手段和基础保障资源相对匮乏，也导致互联网服务和线下服务结合不紧密，线上服务能力有限、种类匮乏的问题。怎样针对这些薄弱环节，完善相关数据和技术支撑，如建立专病库，深度引进人工智能技术，完善自助半自助检查及诊疗设施设备等，助力医务人员线上诊疗行为提质增效、拓展互联网医疗服务的广度和深度，从而进一步满足患者对健康咨询、专科服务、延续性服务等方面的需求。

（四）完善监管规范

不同发展阶段，对应不同监管手段，目前推进落实监管的规范性和一致性是当务之急；持续推进互联网医院对标对码，对机构备案的诊疗范围、上传数据的医院科室等进行标准对码；进一步优化完善互联网医院相关数据接口标准，提升数据的采集质量。对发现的互联网医院重点监管指标疑似问题线索进行核查处理，通过监管手段促进互联网医疗服务有序发展。

长远来看，对互联网医疗的监管不应只看眼前，应考虑互联网医疗的特殊性，完善监管规则，构建符合人民群众需要的互联网医疗监管体系。与线下医疗相比，网络医疗存在很多创新点，虽然这种创新没有改变医疗行为的严谨性，并且与人民群众生命健康息息相关，但所采用的规则不应一模一样，墨守成规。因此，监管部门应当按照特定的规则采纳社会创新，对创新服务设计具体监管规定和监管目标，并依据规定和目标制定相应的监管制度，在创新的同时保证安全。

案 例 篇
Case Reports

B.7
突破医院围墙，绘制云上蓝图

—— 北京协和医院互联网医院建设与探索

孙国强 陈思 王谢 周翔 范靖 秦明伟*

摘 要： 北京协和医院将互联网技术与医疗行业进行深度融合，推动公立医院高质量发展。持续优化线上线下一体化就诊流程，在充分发挥医院优质医疗资源作用的同时，推动优质医疗资源下沉，持续提升基层医疗服务能力，主要体现在以下几个方面。一是患者服

---

* 孙国强，中国医学科学院北京协和医院信息中心副处长，高级工程师，主要研究方向为医院信息化、互联网医院建设等；陈思，中国医学科学院北京协和医院信息中心运维组长，中级工程师，主要研究方向为医院信息化、互联网医院应用建设、医院信息系统运维管理；王谢，中国医学科学院北京协和医院信息中心数据组，研究实习员，主要研究方向为数据安全管理、医院信息化建设、互联网医院应用建设；周翔，国家重症医学质控中心主任委员，依托国家重症医学质控中心平台，在脓毒症、休克、急性成人呼吸窘迫综合征等疑难突发危重疾病与体外膜氧合技术等关键救治技术领域，以及重症医学质量控制方面进行深入研究；范靖，中国医学科学院北京协和医院远程医疗中心，助理研究员，主要研究方向为医院管理、互联网医院建设等；秦明伟，中国医学科学院北京协和医院远程医疗中心主任，主任医师，主要研究方向为放射医学、医院管理、互联网医院建设等。

务方面，在医院官方手机 App 已实现挂号、预约取号、报到、诊疗沟通、缴费、药品配送、用药指导的闭环管理模式的基础上，增加医、护、药在线咨询，医生线上诊疗，逐步丰富服务内容，升级服务模式。二是医、护、药工作流程方面，上线医生、护理 App 填补医、护管理中的移动场景空白。遵循一体化的建设思路，提供 PC 端、手机端等多种出诊模式，消除医生线上线下诊疗操作壁垒，有助于向患者提供更优质的医疗服务。统筹管理线上线下医疗服务，制定标准流程、制度和行业规范，提升互联网诊疗的服务品质和专业化水平。

关键词： 互联网诊疗 移动医疗 制度建设

一 互联网医院建设背景

2015 年《政府工作报告》提出，制定"互联网+"行动计划，"互联网+"随即成为舆论热点。医院如何引入互联网思维，打造大数据平台，并利用数据平台合理分配医疗资源，优化管理运营方式，拓展互联网医疗服务新模式，无疑是目前医疗行业要面对的巨大挑战。北京协和医院于 2014 年 5 月启动医院互联网应用工作。通过对患者的问卷调查和对互联网公司进行深度访谈等方式，踏上了互联网应用的建设与探索之路。2015 年 9 月 16 日，北京协和医院正式发布医院官方 App，至今已自主研发 60 多项功能，包括预约挂号、无卡预约、门诊报到、候诊查询、自助缴费、取报告单、体检预约等服务，让患者可以直接通过手机预约挂号，免去排队困扰，享受更全面、更优质、更高效的医疗服务（见图 1）。

根据国家《"健康中国 2030"规划纲要》《国务院关于积极推进"互联网+"行动的指导意见》《国务院办公厅关于促进"互联网+医疗健康"发展的意见》，在院领导的高度重视和亲自部署下，将互联网技术与医疗行业

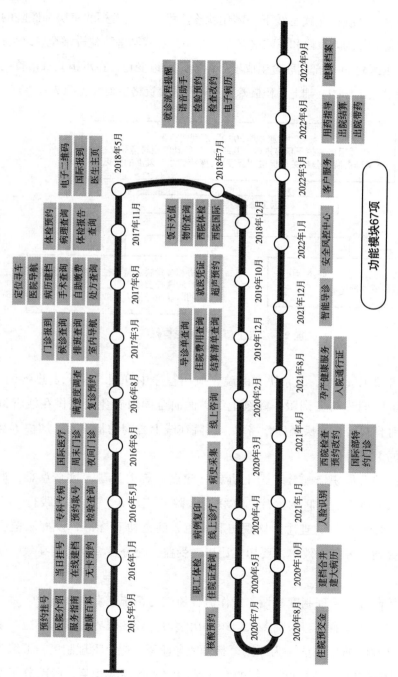

图 1 北京协和医院官方 App 功能不断完善

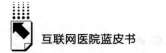

进行深度融合,持续优化线上线下一体化就诊流程,充分发挥北京协和医院的优质医疗资源。作为北京协和医院重点工作之一,互联网医院建设举全院之力,综合筹划,由医院 11 个部门联合组成项目组紧跟政策变化,在承担北京市首批互联网医院试点工作的基础上,积极筹备互联网医院资格申报(见图 2)。

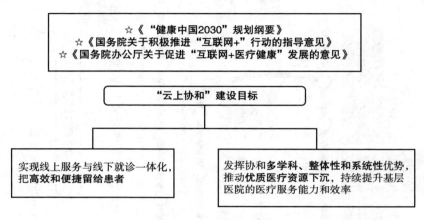

图 2 "云上协和"建设目标

2020 年 2 月 10 日,北京协和医院在应用程序中开通"线上发热咨询"功能。2 月 17 日专科咨询服务陆续上线,面向全国患者免费提供在线咨询服务。面对日益增长的疾病诊疗需求,医院在线上咨询的基础上,加快了互联网诊疗的上线步伐。

全院医护人员积极配合"云上协和"建设,集中力量,攻坚克难,严格落实互联网咨询、互联网诊疗、互联网医院"三步走"战略。践行"百年协和 一切为民"的理念,体现协和特色,建立协和标准,发挥示范引领作用。提高资源利用效率,要切实让患者受益,充分发挥互联网高效、便捷的优势。

从政策研究、管理制度建设、工作流程梳理与系统开发测试出发,多线程倒排时间,同步实施。医院多次组织外出学习,开阔眼界,取长补短。多部门以"便捷与质量并重"为原则,梳理业务流程、起草管理制度,汇编为七章,共 43000 余字。通过近一年的互联网诊疗业务经验积累,医院分工明确，修订制度，完善系统。2021 年 3 月 12 日，北京协和医院以第二名称申报互联网医院，顺利通过北京市卫生健康委员会组织的专家现场审核，3 月 15 日北京市卫生健康委员会正式批复通过，北京市首家互联网医院落户协和。

二 互联网医院建设基础

（一）信息化基础

在互联网诊疗上线前，北京协和医院在患者服务和医护工作流程方面已有扎实的工作基础。

1. 北京协和医院官方手机 App

北京协和医院官方手机 App 采用患者挂号、预约取号、报到、诊疗沟通、缴费、药品配送、用药指导的闭环管理模式。陆续上线医、护、药在线咨询服务，逐步丰富服务内容，升级服务模式。截至 2022 年 8 月 31 日，北京协和医院已开通 42 个线上诊疗门诊，累计咨询患者 32.6 万人次。[①]

2. 移动医疗 App

移动医疗 App 以 HIS 为基础，在满足医生随时随地查看患者诊断、医嘱、检查检验、电子病历等信息的基础上，深度挖掘诉求，上线日历预约、会诊管理、抗生素审核等多项功能，实现协和"云端的住院医 24 小时负责制"。合理分配资源，提高工作效率。

3. 移动护理 App

移动护理 App 填补了护理管理中移动场景的空白，通过 HIS 推送护理排班、护理质控等信息。移动护理 App 具备继续教育、护理科研管理、临床护理管理等多种功能。移动护理 App 是护理人员在特定需求场景下，完善护理管理系统的重要体现，是护理不可缺少的功能组成部分。

护士通过此平台提高护理效率和质量，增加医护人员与病人的交流、沟通时间，使病人享受更多、更好的护理服务，有利于优质护理服务工作的开展。

---

① 资料来源：本单位内部数据。

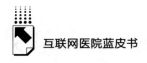
（二）组织保障

按照《关于促进"互联网+医疗健康"发展的意见》，北京协和医院在院领导的高度重视和亲自部署下，由远程医疗中心、信息中心、医务处、门诊部、护理部、病案科、药剂科等 11 个部门联合组成互联网医疗项目组，举全院之力，综合筹划。2019 年 10 月 24 日，主管院领导亲自挂帅，项目组召开首次会议，以周例会形式分工协作、高效推进工作。2020 年 3 月初，医院委派 6 名临床科室主任助理加入项目组，深度参与互联网诊疗前期筹备工作。

三　互联网医院功能实现

（一）线上线下一体化管理，医疗资源灵活调配，患者便捷就诊

互联网就诊有效帮助医生筛选更有价值的病例，通过线上咨询更快速地与优质医疗资源对接，疑难病、有必要线下面诊的患者，医生直接转约线下门诊；常见病、慢性病等符合线上诊疗要求的患者将转移至线上。节约患者就医成本，促进线上线下医疗融合，真正做到按病情、按需分配资源，提高医院资源利用率。

（二）药品配送到家，打通诊疗最后一公里

2020 年 9 月 24 日，北京协和医院实现了药品配送到家服务，物流信息全程可追溯，实现了看病和开药的闭环管理，极大地方便了患者，践行了"待病人如亲人"的办院理念，体现创新服务模式。截至 2022 年 8 月 31 日，已完成配送 26790 单，为近六成的外地患者提供便利。

（三）智能分诊助力患者精准就医

患者看病往往只能知道自己哪里不舒服，但由于医学知识和专业的限制

等因素，不知道自己的病看哪个专科更合适。北京协和医院收集大量医学基础知识库数据和患者就医数据，利用大数据分析模型和人工智能技术，通过患者描述的不舒服的身体部位和症状等信息，向其推荐最适合的就诊科室，减少挂错号等医疗资源浪费的情况。

（四）个性化病案模板提高医生诊疗效率

以业务为导向，实现医生端个性化病案模板功能，借鉴线下诊前病史采集功能，打造线上个性化病案模板，医生端电子病历直接引用病情描述内容，极大地提高了诊疗效率。

（五）云桌面让随时随地出诊成为可能

通过虚拟化技术和远程访问技术实现规模化远程诊疗模式，实现医生"随时随地"出诊，提高医疗资源利用率。截至 2022 年 8 月 31 日，已有 2723 名医务人员通过云桌面服务患者近百万人次。

（六）消除线上线下诊疗操作壁垒，一键切换出诊模式

设计软、硬件一体化的出诊方案，在诊间配备智能语音摄像头和音箱，将线上医患沟通功能嵌入 HIS 医生站，通过单点方式实现线上和线下诊疗的一键切换，消除操作壁垒，实现线上线下诊疗同质化。

（七）医生手机端线上诊疗上线

医生可以使用手机与线上诊疗患者进行沟通，并完成下诊断、开医嘱、检验检查申请、病历录入等诊疗行为，真正实现随时随地出诊。

四　互联网医院质量保证

为强化质量管理、促进互联网诊疗服务品质及专业化程度的不断提升，

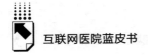

北京协和医院成立管理委员会，并进行专委会、主管职能处室、科室、医师/药师分级管理，各司其职。①

（一）委员会（工作组）主要职责

第一，审议互联网诊疗质量与安全相关制度的建立和重大修订。

第二，对互联网诊疗工作流程、诊疗科目设置进行审查并提出建议。

第三，审核互联网诊疗医师专业资质。

第四，建立例会制度，定期研究、协调、解决互联网诊疗中存在的问题。

第五，论证互联网诊疗中采用的诊断治疗方式，特别是新技术引进的合理性，并形成意见。

第六，审议对互联网诊疗质量安全事件责任人的相关处理意见。

第七，审议其他互联网诊疗质量安全相关的重要事宜。

（二）管理部门主要职责

医务处、门诊部、护理部、远程医学中心等部门具体负责互联网诊疗质量安全方面的管理和业务工作，主要职责包括以下几个方面。

第一，制定互联网诊疗质量安全管理系列制度并组织实施。

第二，组织开展互联网诊疗质量监测、预警、分析、考核、评价及反馈工作，促进互联网诊疗质量不断提升。

第三，审核互联网诊疗医师专业资质。

第四，管理互联网诊疗新技术引进，对临床应用效果进行监督。

第五，面向全院医务人员建立与互联网诊疗质量管理相关的法律、法规、规章制度、技术规范的培训制度，制定培训计划并监督实施。②

---

① 周炯等：《"互联网+医疗"质量控制体系和管理指标初探》，《中华医院管理杂志》2020 年 9 月 2 日。

② 《关于印发互联网诊疗管理办法（试行）等 3 个文件的通知》，中国政府网，2018 年 7 月 17 日，https://www.gov.cn/zhengce/zhengceku/2018-12-31/content_5435436.htm。

第六，对互联网诊疗质量与安全产生积极效果的相关人员给予奖励，对造成重大不良影响的进行处罚。

第七，其他互联网诊疗质量与安全相关的工作。

第八，按照职能部门要求开展工作，落实属地化管理责任。[①]

（三）临床医务人员主要职责

从事互联网诊疗工作的医师/护师/药师必须符合资质要求，并按照医院相关规定严格履行准入流程。

1. 医师职责

第一，按照预约挂号时间出诊，与患者通过图文、电话或视频等方式进行交流，并及时处理患者就诊需求。

第二，坚持首诊负责制，不推诿患者。

第三，医师必须严格遵守各项规章制度，对患者进行诊断、治疗，开具处方，按照病历书写规范认真书写病历。

第四，负责出具诊断结果、解决治疗中存在的问题，以及依据患者病情变化提出转诊或转院的建议。

第五，严格执行处方管理办法，医保患者的处方应严格按基本医疗保险规定药量开取，并遵守医保政策的相关规定。

第六，尊重患者合法权益，严格执行知情同意管理办法。

第七，应定期接受其所在医院组织的培训，并按要求通过医师定期考核。

2. 护师职责

第一，协调医师资源，统筹管理出诊医师的排班计划。

第二，提前通知医生互联网诊疗出诊单元具体安排，提前通知患者互联网诊疗就诊。

---

① 周炯等：《"互联网+医疗"质量控制体系和管理指标初探》，《中华医院管理杂志》2020 年 9 月 2 日。

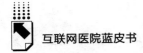
第三，确保医生在接诊当日准时上线接诊，提醒患者在就诊当日按照顺序候诊。

第四，在线上诊疗接诊过程中，随时处理互联网诊疗相关工作。

第五，收集患者满意度，协调复诊时间。

第六，收集医师和患者反馈的问题，进行问题汇总和报告。

3. 药师职责

第一，建立互联网医院的用药目录及配送药品规则。

第二，对互联网诊疗的药师人员资质进行审核和专项培训。

第三，对医师进行互联网用药专项培训。

第四，对互联网医院医师开具的每一个药品进行审核，若发现问题及时反馈给医生进行更正，审核无误后方可通过。

第五，药品配送过程中审核药品的配送质量，提高药品的配送效率。

（四）质控体系与考核评价

借鉴线下医疗质量管理与评价方法，结合线上诊疗特点，识别互联网医疗工作风险，把握质量控制重点环节，遴选客观指标，完善评价、考核与持续改进体系。质量评价手段注重数字化、网络化、智能化的特点，监管模式兼顾事前、事中、事后（见表1和表2）。[①]

表1　质量评价体系与质控指标

指标类型	指标名称
事前人员监管	医师准入落实率
	培训参与率
	考核合格率
事中环节质控	在线病历合格率
	电子处方合格率

---

① 周炯等：《"互联网+医疗"质量控制体系和管理指标初探》，《中华医院管理杂志》2020年9月2日。

续表

指标类型	指标名称
事后综合评价	患者满意度
	复诊患者互联网诊疗率
持续改进	不良事件报告率
	不良事件改进率

表2 考核体系与阶段性考核指标

适用范围	评价维度	指标	总分值	考核标准		导向
开展互联网诊疗的临床科室（38个）	数量	线上诊疗量	线上诊疗量占比（2分）	≥当月线下普通门诊量10%	100%（2.0分）	持续提升
				≥当月线下普通门诊量8%	80%（1.6分）	
				≥当月线下普通门诊量5%	60%（1.2分）	
				≥当月线下普通门诊量3%	40%（0.8分）	
				<当月线下普通门诊量3%	20%（0.4分）	
			线上诊疗量增幅（1分）	较上月增长≥10%	1.0分	
				较上月增长≥5%	0.6分	
				较上月增长<5%	0.2分	
	质量	病历合格率	-1分	病历合格率100%	—	
				病历合格率≥95%	-0.25分	
				病历合格率≥90%	-0.50分	
				病历合格率<90%	-0.75分	
		线上处方合格率	-1分	合格率>99.9%，得满分；每少0.1%扣减0.1分	每少0.1%，扣减0.1分	

五　系统特色和实践效果

（一）建立技术规范，确保服务业务与安全保障并重

制度是各项工作得以平稳、有序、高效、安全推进的基础和保障。早在2019年，北京协和医院已着手起草相关制度，2019年底第一版制度汇编完

129

成，涵盖工作流程、医师管理、质量管理、知情同意管理、运营管理、远程医疗管理、信息管理 7 章，共计 4.3 万字。[①] 随着工作的开展和经验的积累，制度也在不断完善和修订，于 2021 年 7 月提炼形成《北京协和医院互联网医院管理技术规范》，收录于 2021 年 10 月出版的《互联网医院高质量建设发展之路》一书中。成熟的管理技术规范包括《北京协和医院互联网医院医疗质量管理规范》《北京协和医院互联网医院院区间远程会诊管理规范》《北京协和医院互联网医院知情同意管理规定》《北京协和医院互联网诊疗业务管理技术规范》《北京协和医院互联网护理咨询服务技术规范》《北京协和医院互联网药学服务技术规范》《北京协和医院互联网诊疗病历书写规范》《北京协和医院互联网医院信息化建设技术规范》。

除管理技术规范外，在项目实施的过程中，北京协和医院互联网医院项目严格执行周/月例会制度，针对项目建设过程中的范围管理、时间管理、质量管理、沟通管理、会议管理、变更管理进行统筹，保证项目按照原计划实施。针对实施过程中遇到的问题，形成问题消项机制，根据用户的日常反馈对问题进行分类汇总，定期召开问题消项例会，问题解决落实到人，做到立行立改。

（二）申报行业标准，梳理行业范本

北京协和医院召开"互联网医院高质量发展高峰论坛暨管理技术规范发布会"，正式发布《北京协和医院互联网医院管理技术规范汇编》，汇报"互联网+医疗"领域的探索和实践，分享经验和心得，随后出版专著《互联网医院高质量建设发展之路》，打造互联网医院领域的"协和标准"，树立行业标杆。

2022 年北京协和医院申报《互联网医院信息质量管理标准》，该标准规定了互联网医院信息系统建设中的应用功能建设、机房建设、网络安全建设、服务器存储建设、信息安全建设和应急预案等方面的内容及质量管理标准。

---

① 杨赞：《健康中国的 5G 力量守护"稳稳的幸福"》，《人民邮电》2021 年 11 月 26 日。

（三）实践效果

"云上协和"的医生非诊室出诊模式，有效缓解了线下诊室资源紧张的状况（见图3）。医生通过云平台出诊，不占用门诊诊室，为分流患者、减轻门诊管控压力提供了有利条件，截至 2023 年 2 月 20 日，已上线 89 个互联网诊疗科室、48 个互联网咨询科室，诊室节省率为 27.3%，1582 位医务人员投身互联网诊疗（咨询）工作。累计完成 31 万例互联网诊疗、37 万例互联网咨询。针对目前北京协和医院 60% 的就诊患者来自外地的实际情况，线上诊疗有效避免患者集聚导致交叉感染的风险，解决了复诊患者的就诊需求。

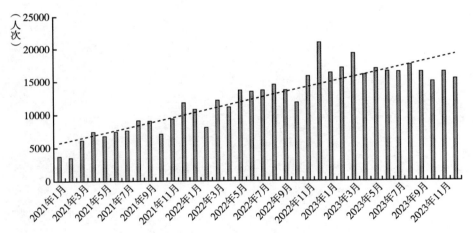

图 3　2021~2023 年北京协和医院互联网就诊人次

资料来源：北京协和医院统计资料。

六　未来展望

未来，北京协和医院互联网医院将继续秉承"一切为了患者"的服务理念，创新服务模式，打磨服务流程，提高服务效率，提升诊疗质量，树立行业标杆。在稳步推进远程会诊、互联网咨询和诊疗等业务工作的基础上，努力推动云计算、大数据、物联网、区块链、5G 等新一代信息技术与医疗服务深度融合，拓展医院服务功能，为广大群众提供优质、高效、完整的医疗服务，为实现互联网医院、公立医院高质量发展提供"协和样本"。为"互联网+医疗健康"的繁荣发展、为全面实现健康中国目标贡献力量。

中日友好医院：加强实践与创新，
坚定推动互联网医院发展

杨学来　尹　琳*

摘　要： 中日友好医院互联网医院自 2021 年 5 月上线运行以来，坚持以互联网模式链接医疗资源、以互联网技术建设智慧医院、以互联网思维改善医患关系、以互联网协作实现多方共赢，创造性地提出了"在线复诊与远程会诊相结合""基层首诊与联合门诊相结合""慢病管理与重症救治相结合""医疗协作与基层医师能力指导相结合"的互联网医院建设新模式，积极探索 5G 对"互联网+医疗健康"的技术支撑作用、区块链在"互联网+医疗健康"中的应用、老龄健康医养结合远程协同服务模式和不同专科开展互联网诊疗的特色路径，实现了医院传统运行模式更新，推动了以人民为中心的医院高质量发展。本报告详细介绍了中日友好医院互联网医院的建设情况，并对下一步工作进行展望。

关键词： 互联网医院　远程医疗　资源配置　模式创新　中日友好医院

中日友好医院（以下简称"中日医院"）是国家卫生健康委员会直属医院，亲历了我国"互联网+医疗健康"各个历史时期与发展模式。医院于

* 杨学来，管理学博士，中日友好医院发展办公室（含远程中心）副主任，国家远程医疗与互联网医学中心办公室副主任，副研究员，主要研究方向为卫生政策与医院管理、远程医疗、互联网医学等；尹琳，教育学硕士，副研究员，中日友好医院发展办公室（含远程中心）主任科员，主要研究方向为卫生政策与医院管理、互联网医学等。

1998 年成为原卫生部第一批试点远程医疗中心，先后获批卫生部远程医疗管理与培训中心、国家远程医疗与互联网医学中心和国家卫生健康委基层远程医疗发展指导中心 3 个国家级中心。近年来，医院应用互联网等信息技术拓展医疗服务空间和内容，构建覆盖诊前、诊中、诊后的线上线下一体化医疗服务体系，优化资源配置，创新服务模式，提高服务效率，降低服务成本，为满足人民群众日益增长的医疗卫生健康需求做了大量工作。

一　互联网医院发展历程与建设思路

（一）发展历程

2019 年，中日医院首批获得北京市"互联网诊疗"新型服务方式准入资格，开展在本院已确诊的常见病、多发病患者的在线复诊和慢病管理。2021 年 4 月，医院取得以"中日友好医院互联网医院"（以下简称"中日互联网医院"）作为第二名称的《医疗机构执业许可证》，实现了患者在线复诊手机 App 与医院 HIS 系统互联互通，率先开通"互联网诊疗 + 处方外配"送药到家服务，具备互联网诊察费医保直付报销能力。医院制定了关于互联网医院管理的一系列制度，投入大量精力更新迭代互联网诊疗平台，持续优化改进业务流程。2021 年 5 月，中日互联网医院正式上线运行，主要业务是开展互联网诊疗及远程医疗，不仅可以为本院出诊患者提供在线复诊服务，还可以为来自全国各地的患者提供专家远程会诊和互联网诊疗服务。

截至 2023 年 6 月，中日互联网医院系统已连通全国近 6000 家医疗机构，每年完成 1.3 万例疑难重症远程会诊。医院建立了基于远程医疗协同网络的医疗机构合作模式[①]；依托国家远程医疗与互联网医学中心，设立专家

[①] 李承旭、沈长兵、崔勇：《基于中国人群多维度皮肤影像资源库开展的皮肤病人工智能研究与应用》，《机器人产业》2018 年第 6 期，第 94～100 页。

委员会制度；自主研发了互联网医院综合协同平台，对接各大医院远程医疗中心平台，可实现资源管理、流程管理、数据管理；成立 19 个专科专病医联体，通过远程教学、网络直播、线上查房等形式帮助基层医疗机构提升临床诊疗照护能力；主导完成基于 5G 技术的医院网络建设标准体系研究，制定远程医疗信息系统技术规范，牵头国家老龄健康医养结合远程协同服务试点项目；及时总结互联网医院运行管理经验和实际问题，参与国家"互联网+医疗健康"多个政策的起草制定。中日医院不断探索大型公立医院开办互联网医院的新模式新机制，为患者提供高效率和高质量的就医服务，为基层医院提供学科建设资源和分级诊疗帮助，为政府提供实践经验和决策依据，为全国医疗同行提供经验和指导。[①]

（二）建设思路

"互联网+医疗健康"是促进医疗资源供给侧结构改革的重要举措，也是解决医疗资源供给不足与群众日益增长的健康需求之间矛盾的有效途径之一。中日医院建设互联网医院的思路如下。

一是以互联网模式链接医疗资源。将分散的医疗资源汇集到平台并实现互联互通，通过规模效应和范围效应提高效率、降低成本、优化资源配置，开展预约挂号、在线咨询、双向转诊、远程会诊、远程门诊、检验检查预约查询、互联网药学、云病历、健康管理等服务。通过互联网医院，医疗机构能链接尽可能多的医疗资源，医疗资源的使用效能得到提升，患者不离开居住地就能得到一流专家指导下的规范化诊疗。

二是以互联网技术建设智慧医院。移动医疗服务已开始快速发展，基于人工智能的问诊导诊、智能医生和远程诊断等应用落地，基于云计算技术的医疗数据存储、交换和分享，以及区块链技术的应用不断涌现。互联网医院将互联网诊疗功能和人工智能技术整合到医院在线服务 App，同时加强临

---

① 孙阳、崔勇、卢清君：《厚积薄发，以互联网医院推动变革》，《健康报》2020 年 7 月 20 日，第 6 版。

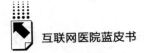

床、科研数据整合共享和应用，对医院进行智慧化赋能。公立医院建设互联网医院不是重复建设，而是同步推进医学领域的智能化，这也是倒逼医疗健康信息互联互通的重要机遇。

三是以互联网思维改善医患关系。在传统模式下，患者到医院就医时往往舟车劳顿，而且有时得不到医生详细的分析指导，就医体验不好，容易对就医过程产生不满。互联网医院是一座"没有围墙的医院"，可以突破界限建立患者与医生之间的交流沟通平台，通过交互或非交互门诊咨询、智能医嘱、智能随访等方式增加医患沟通的渠道，推动医患关系良性发展。

四是以互联网协作实现多方共赢。近年来，各大医院探索互联网医疗助力患者管理，但一直难以形成规模，其原因是缺乏运营团队。中日互联网医院把运营机制委托给第三方企业，与第三方平台建立合作机制、物价和分配机制、金融服务机制，让在线诊疗更方便快捷，数据流转更安全畅通，实现患者、医院、基层和运营企业的多方共赢。

二 互联网医院建设的新模式

（一）在线复诊与远程会诊相结合

从概念上看，远程医疗是医疗机构对医疗机构，互联网诊疗是医疗机构对患者，两者服务模式有所不同。[①] 中日医院是国家远程医疗与互联网医学中心所在单位，同时建立了自己的互联网医院，由于二者在技术和管理上依托同一个部门，互联网诊疗与远程医疗各自的优势能结合与互补，形成在线医疗服务闭环，有利于对患者进行连续性救治。

当患者登录中日互联网医院进行复诊，如果接诊医生判定患者病情发生变化，不适合互联网诊疗，除了引导患者转为线下就诊之外，还可以向患者提供远程会诊的选择，邀请所在领域的资深专家进行线上会诊，共同为患者

---

① 姚常房：《"互联网+医疗健康"将成医院好帮手》，《健康报》2018年4月27日，第1版。

制定诊治方案。中日医院与全国近 6000 家医疗机构建立了远程医疗协作关系。外地医院的专家可以申请加入中日互联网医院的平台，或者所在医疗机构申请加入中日医院牵头组建的专科专病医联体，复诊遇到疑难重症，也可以连线中日医院和其他三级医疗机构的专家远程会诊，一站式解决患者就医需求，还可以启动转诊机制。

（二）基层首诊与联合门诊相结合

我国有关互联网诊疗的重要文件[①]均明确规定，互联网诊疗的内容包括部分常见病、慢性病复诊和"互联网+"家庭医生签约服务，不得对首诊患者开展互联网诊疗活动。[②] 开展线上诊疗，首先需要患者提供具有明确诊断的病历资料，再由接诊医生判断能否复诊并留存相关资料。

中日互联网医院在坚守医疗质量安全底线的基础上开展创新，在专科专病医联体范围内推出远程联合门诊，即通过互联网医院将基层首诊与远程会诊结合起来。远程联合门诊是由专科专病医联体内部上下两级医院的门诊医师联合对下级医院属地患者进行诊疗的新模式。中日互联网医院每周提前在医联体内预留一定数量的远程联合门诊号源，患者可以在基层医院预约挂号，由基层医生提供首诊或复诊，采集患者病历信息，患者同时得到中日医院专家的在线诊疗和健康指导，而一般检查检验和治疗可以留在基层，形成的病历资料可供后续在线复诊时使用。通过远程联合门诊，由基层医生判定为病情复杂、疑难的患者无须长途跋涉，免除到大医院线下门诊找不准专家、挂不上号的尴尬，省去诊疗之外的费用，避免首发疾病在基层就诊时出现误诊或延迟；基层医师从与中日医院专家的沟通中不断进步，诊疗能力得到提升；基层医院留住了病源，有助于其可持续发

---

① 《关于印发互联网诊疗管理办法（试行）等 3 个文件的通知》（国卫医发〔2018〕25 号），国家卫生健康委员会网站，2018 年 7 月 17 日，http：//www. nhc. gov. cn/yzygj/s3594q/201809/c6c9dab0b00c4902a5e0561bbf0581f1. shtml。

② 《关于印发互联网诊疗监管细则（试行）的通知》（国卫办医发〔2022〕2 号），国家卫生健康委员会网站，2022 年 2 月 8 日，http：//www. nhc. gov. cn/yzygj/s3594q/202203/fa87807fa6e1411e9afeb82a4211f287. shtml。

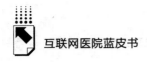

展。对基层医院确实无法处理的疑难杂症，可以启动绿色转诊，这也落实了分级诊疗政策。

（三）慢病管理与重症救治相结合

慢病管理是互联网医院的三大服务内容之一。对于已在线下医疗机构确诊、病情相对稳定的慢病患者，互联网医院可以提供便利的复诊和开药途径。但是，患者病情往往不是一成不变的，如果患者在慢病管理过程中病情加重，或者出现复杂的并发症，应该如何处置？常规的互联网医院经医师判断为不适宜互联网诊疗的情况时，会立即终止互联网诊疗活动，并引导患者到实体医疗机构就诊。如果互联网医院有远程医疗协作体系和医联体架构，专家可以通过远程医疗协同网络来指导接诊医院对病情发生变化，甚至出现危重症的患者进行治疗，这也是中日医院及其他有类似协同网络的医疗机构的工作亮点。

2020年2月，国家卫生健康委员会决定由国家远程医疗与互联网医学中心（中日医院）建设新冠肺炎重症和危重症患者的国家级远程会诊平台，并就会诊平台组成、硬件条件、会诊组织实施等方面做出规定，要求各地、各单位规范开展新冠肺炎重症、危重症远程会诊工作，进一步提高重症、危重症患者治愈效果。此时恰逢中日医院互联网诊疗启动，中日医院认真贯彻落实党中央、国务院关于新冠肺炎疫情防控工作的总体部署，迅速搭建会诊平台并制定操作流程，指导各省市定点医院开展重症患者的远程会诊和互联网诊疗，实现确诊病例市级专家会诊全覆盖、重型病例省级专家会诊全覆盖。中日医院按照"四集中"的原则，采取有效干预措施，提升了新冠肺炎重症、危重症患者治疗效果。新冠肺炎疫情得到有效控制后，这一套被实战证明有效的重症病例监测、远程会诊、在线转诊和病历档案管理的流程沿用下来，继续在重症患者诊疗领域发挥积极作用。

（四）医疗协作与基层医师能力指导相结合

作为国家卫生健康委员会基层远程医疗发展指导中心，中日医院对基层医疗机构开展远程医疗与互联网医学培训是应尽之责。中日互联网医院除了实现常见病、慢性病复诊和健康管理等医疗功能外，还重点加强对基层医师能力的培养。医院对基层的指导形式包括远程会诊讲解、远程授课、教学查房、病例讨论、影像学诊断带教等。

以远程联合门诊为例，双方医院的会诊及讨论时间设置为30分钟。通过远程会诊，邀请方和受邀方的医生可以讨论患者病情和治疗方案，受邀方专家也可以集中回答基层医生提出的问题。在这个过程中，基层医生获得了"一对一"的专业指导，基层医生可以向专家学习如何处置病情，如何制定诊疗方案。一方面，对患者进行了诊治；另一方面，强化了学科交流，帮助基层医生提升其诊疗能力和形成临床思维。目前，中日互联网医院的出诊专家会不定期地总结互联网诊疗中的共性问题，已组织专题培训300余期，课件同步在国家远程医疗中心平台展示，这也是中日医院对口支援工作的一部分，帮助基层医疗机构建立医师诊疗能力和互联网服务能力体系，让基层医护人员和患者越来越认可和选择互联网诊疗服务。

三 "互联网+医疗健康"领域的积极探索

（一）探索5G对"互联网+医疗健康"的技术支撑作用

5G、云计算和人工智能等新兴信息技术与医疗相结合，可以有效提高数据传输质量和效率，提升医生之间的协同效率，为远程医疗、互联网诊疗尤其是互联网医院提供非常重要的技术支持。[1]

远程医疗在基层推广应用，要有良好的顶层设计，也要建立统一的规范和标准。中日医院从2019年起开始对5G技术进行探索，实现了三大电信公司的5G基站在院区内全覆盖，助力远程医疗能力的提升。2019年9月，

---

[1] 中国信息通信研究院、互联网医疗健康产业联盟等：《5G智慧医疗健康白皮书（2019年）》，2019，第7页。

由中日医院牵头启动《基于5G技术的医院网络建设标准》（以下简称《标准》）的制定。《标准》将5G通信技术与医疗业务相融合，选取安全有效的业务场景，同步进行技术参数的测试，并将使用者的主观体验纳入评价体系，确保可操作性和可推广性，目的是让5G网络建设的运营商了解医院的网络需求，让医院了解5G在医疗领域的作用。《标准》已纳入国家卫生健康标准体系，5G作为基层医疗信息化的基础设施加速了"互联网+医疗健康"的发展，助力了基层医疗卫生服务能力提升，提高了群众就医的便利性。

近年来，中日医院把数字智能远程听诊系统直接部署到重症新冠病房和基层医疗机构，利用5G技术对接全国5000多家医院开展远程医疗。2020年2月，中日医院援鄂抗疫医疗队在武汉诊治第一线首次获得重症新冠肺炎真实的数字化肺部听诊音，通过5G传输结合人工智能分析确定了新冠肺炎肺部炎症以水肿为主的肺音特征，为新冠肺炎患者的救治提供了第一手临床资料。超声联合会诊、远程病理会诊、超声引导下针刀远程指导等基于5G通信技术的远程医疗典型应用也在抗疫期间发挥了重要作用。5G技术在床旁、手术室、ICU等区域将超声设备接入远程医疗平台，实现上级医院对下级医院的指导和教学，可以解决专科医生缺口量巨大的问题，同时极大地控制了人员的流动，减少了交叉感染，对提升新冠肺炎患者救治率起到了重要作用。在2021世界移动通信大会上，中日医院基于华为5G网络解决方案提出的5G远程医疗解决方案荣获GSMA GLOMO"最佳抗疫技术创新奖"（Best Innovation for COVID-19 Pandemic Response & Recovery），充分表明5G智慧医疗创新应用助力科技防疫得到国际社会的高度认可。

（二）探索区块链在"互联网+医疗健康"中的应用

区块链（blockchain）是一种数据以区块（block）为单位进行生产和存储，并按照时间顺序首尾相连形成链式（chain）结构，同时通过密码学保证不可篡改、不可伪造及数据传输访问安全的去中心化分布式账本。传统医疗领域面临信息孤岛和数据碎片化的问题，区块链技术可以实现医疗数据的安全实时共享和流通。通过加密技术，个人医疗数据可以在保护隐私的前提下共享给医疗专业人士，提高诊断和治疗的精准性。区块链还可以应用于药品追溯和临床试验等领域，确保药品供应链中的每一步交易都可以被追溯。此外，通过区块链，临床试验的数据也可以被安全地存储和共享，提升医药研发效率。

党和国家看到了区块链技术在医疗健康领域应用的巨大潜力，为深入开展区块链创新应用工作，2022 年 1 月，中央网信办秘书局、中央宣传部办公厅等十六部门联合印发通知，公布了经地方和部门推荐、专家评审、网上公示等程序确定的 15 个综合性和 164 个特色领域国家区块链创新应用试点名单。中日医院成功入选国家区块链创新应用特色领域"区块链+医疗健康"试点，重点探索如何通过区块链打通医、养、康、防、药的闭环业务，搭建医疗健康档案账户云平台，同时通过互联网医院对试点地区的患者开展在线复诊和健康管理，建立医疗健康数据授权共享体系。

在技术方面，中日医院通过试点完成了区块链技术体系节点设计，落实了核心链和应用链的云平台部署，搭建了区块链试点主体云平台并完成测试；选择不同省份的 5 个地区，每个地区不少于 10 家机构（各级医院、社区卫生服务中心、医养结合机构、地方卫生健康主管部门等）参与，搭建区域内居民医疗健康档案账户云平台和数据传输系统；试点地区建设基于区块链技术的健康数据平台，这些数据来源于居民全生命周期的健康服务过程中的真实数据，包括医疗机构的医疗档案数据、公共卫生机构的健康档案数据、日常生活及职场工作的健康数据。居民健康数据均通过零拷贝的数据计算基数，实现居民健康账户的自动归档。

在管理方面，医院通过试点建立了相关地区居民数字身份认证系统，制定了应用于区块链平台的医疗健康数据授权管理规则，完成了试点地区居民医疗健康账户的建档立卡工作，支持互联网诊疗病历和远程医疗数据的授权流转需求；为试点地区提供五类应用服务，包括居民数字身份及健康账户应用服务、卫生医疗和健康区块链基础设施共享服务、跨域医联体和县域医共体协同应用服务、居家健康管理医养服务和临床医学科研大数据共享服务；

为当地的大健康产业发展提供支持，引入优质的区块链服务企业，帮助试点地区结合自身特点建立长效运行机制，实现项目成果地方转化产值正增长。在总结试点经验的基础上，中日医院组织专家制定国家卫生健康区块链应用相关规范和标准，为大规模的全国共享及平台开放提供指南。

（三）探索老龄健康医养结合远程协同服务模式

2020 年，国家卫生健康委员会组织开展老龄健康医养结合远程协同服务试点工作，中日医院（国家远程医疗与互联网医学中心）是项目办公室所在单位。按照《国家卫生健康委办公厅关于开展老龄健康医养结合远程协同服务试点工作的通知》（国卫办老龄函〔2020〕570 号）要求，医院于 2020 年 5 月启动老龄健康医养结合远程协同服务平台（以下简称"平台"）建设，先后遴选两批共 520 家具备医疗卫生机构资质并进行养老机构备案，具有较好网络基础设施的试点机构接入平台，开展老龄健康医养结合远程协同服务。

在 520 家试点机构中，有三级医疗机构 70 家、二级医疗机构 190 家、一级及以下基层医疗机构 260 家，平均医疗床位 228 张/家。在养老服务机构中，公办公营 155 家、公建民营 85 家、民办民营 210 家、其他类型 70 家，平均养老床位 352 张/家。520 家试点机构已全部入驻平台，共注册医护人员 6511 名，其中，医师 2360 名、护师 3713 名、技师 326 名、药师 112 名。在试点机构入住老年人中，完全失能老年人占比超过 40%，部分失能老年人约 40%，少数高端机构中自理老年人比例较大。老年人患病以慢性病为主，主要包括心脑血管疾病、呼吸系统疾病、代谢类疾病和免疫系统疾病，高血压、糖尿病、阿尔兹海默症、帕金森等较为常见。

一是完善医养结合远程协同服务平台建设。老龄健康医养结合远程协同服务平台是在国家远程医疗与互联网医学中心平台基础上建设的，与中日互联网医院远程服务平台相融合，兼容远程医疗和互联网诊疗的各类业务形态，采用统一业务入口。根据医养结合业务特点，开发了医师端手机 App 的复诊和会诊功能，新增健康监测、处方流转、认知管理等模块，为医养结合机构提供远程医疗、慢病管理、复诊送药、照护指导、人员培训、科普讲座等远程协同服务，并同步开通了患者端诊疗 App、宣传小程序和公众号等。

二是探索医养结合远程协同服务模式。发挥试点机构中三级医院的作用，面向基层试点机构开展远程门诊和慢性病管理等服务；组织专家与基层试点机构医生联合会诊，共同完善老年患者的治疗和康复方案；组织开展网络培训活动，解答医养结合机构医护人员的疑难问题；探索老年人医养签约服务模式，建立老年人健康管理档案，定期开展体检和慢性病管理服务。

三是加强医养结合远程协同服务的技术规范研究。在国家卫生健康委员会老龄健康司指导下，中日医院牵头起草了《老龄健康医养结合远程协同平台数据交互规范》《老龄健康医养结合远程协同体系实施手册》《适宜医养结合机构及居家养老的健康检测数据采集标准》等标准规范，制定了平台执行注册认证流程、远程医疗服务流程和运营手册等工作指南。

四是整合医养结合远程协同资源。为解决试点机构大病重病转诊难的问题，中日医院创新推出"远程专家门诊+智能健康监测"服务模式，在医养结合远程协同服务平台引入人工智能监测设备，实时监控试点机构老年人的生命体征；同时，充分发挥"国家—区域"协同联动优势，一旦发现老年人生命体征异常，迅速启动远程会诊、远程门诊和预约转诊机制。项目办公室还与中国康复学会等权威协会开展合作，丰富康复护理专家资源，为试点机构提供专业化的学科建设指导和居家老年人上门康复、护理等服务，逐步实现"综合筛查+专项评估+诊断建议+康复干预"的远程协同服务闭环。

（四）探索不同专科开展互联网诊疗的特色路径

大型三级医院内部通常有数十个临床专科，虽然开展互联网诊疗是大势所趋，但并不是每个专科都能同时启动互联网诊疗，不同学科之间开展互联网诊疗的路径也不尽相同。中日医院一些具有较为直观的临床诊断学特征的学科，例如，皮肤科、病理科、超声医学科和放射诊断等，以及基于人工智能和 5G 传输的数字听诊与中医四诊等特色技术，通过互联网技术为诊疗赋

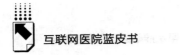

能，起到了"探路者"和发展"排头兵"的作用。

以皮肤病诊疗为例，皮肤病是医学上的常见病、多发病和慢性病，世界卫生组织（WHO）称皮肤病将是21世纪人类历史上发病率最高、致残率最高、传染性最强的一种疾病。皮肤病种类繁多，相关数据表明，已被命名的皮肤病超过2000种，常见的有200多种。中国人皮肤疾病的患病率为40%~70%，所致健康寿命损失在所有疾病中位列第四。恶性程度较高的皮肤病，如黑色素瘤、基底细胞癌、鳞状细胞癌、湿疹样癌等，如果不能得到及时诊治可能发生转移扩散甚至危及生命。而常见的慢性皮肤病如银屑病、白癜风、湿疹、脱发、痤疮、特应性皮炎、荨麻疹等虽不致命，也会严重影响患者的生活质量，常导致焦虑、抑郁、社交隔离、低自尊等心理问题，心理因素又会诱发或加重原发皮肤疾病，形成恶性循环。与皮肤病发病率高、治疗难度大相对应的，是我国皮肤科医疗资源总量不足，且90%左右的皮肤科医生集中在三级以上医院，专家分布极不平衡。

互联网诊疗可以在皮肤病诊疗领域发挥两大作用，一是疾病的甄别诊断，二是疾病的长期管理。国家远程医疗与互联网医学中心皮肤科专委会设在中日医院，专委会成员包括全国300多位皮肤科领域专家，由中日医院副院长崔勇教授担任专委会主任委员。崔勇教授领衔负责的皮肤病人工智能辅助诊断"色素性皮肤病（白癜风、黄褐斑）临床分期分级分区辅助诊断系统"项目依托专委会和远程医疗协作网络，为全国各地医院的皮肤科精准医疗提供整体解决方案，全面提升皮肤影像诊断能力，帮助基层医院把急需线下诊疗的恶性及疑难性皮肤病患者甄选出来，优先与有限的医疗资源匹配。同时，专委会对接国药集团的药房体系，与互联网医院模式结合，在部分城市的药房设立具有轻问诊和慢病管理功能的皮肤健康驿站，需要复诊和长期随访的慢性皮肤病患者可以在线找专委会专家复诊开药，分流了不同治疗紧迫程度的患者，在一定程度上缓解了皮肤科医疗资源紧张的状况，也提升了基层皮肤病诊疗水平。

除皮肤科外，近年来，中日医院呼吸中心、超声医学科、重症医学科、心脏科、针灸科、中西医结合肿瘤内科等科室也从患者需求出发，探索如何通过互联网诊疗提高诊断准确率、改善患者就医体验、为学科发展赋能，相关研究成果已实现科技成果转化，在行业内起到了示范引领作用。

四　下一步工作展望

未来，中日医院将继续肩负起国家级医院及国家医学中心的使命与担当，继续探索大型公立医院开办互联网医院新模式新机制，以医疗质量和患者安全为核心，为患者提供高效率和高质量的就医模式，为全国同行提供经验和借鉴，推动好、维护好互联网医院的健康发展。以下是中日互联网医院下一步将开展的几项重要工作。

一是持续开展互联网诊疗领域技术创新。2023 年，中日医院加入互联网医疗诊治技术国家工程研究中心，将联合国家远程医疗与互联网医学中心远程医疗协作机构和各专科专病医联体成员单位，与高校及互联网诊疗服务企业一起继续探索互联网诊疗技术在不同专科、不同场景下的应用。医院深入贯彻落实党中央、国务院关于加快推进 5G 网络等新型基础设施建设的决策部署，努力培育可复制、可推广的 5G 智慧医疗健康新产品、新业态、新模式，与中国移动联合申报由国家发改委、工信部组织的"5G 智慧医疗新基建项目"，将深入探索 5G 专网/边缘计算在医疗系统的应用标准与模式，升级优化现有分级诊疗基础体系，实现院内服务智慧高效、院间协同高效、医患交互高效，提升我国优质医疗资源服务效率；依托 5G 智慧医疗体系，将开展 5G 智慧医疗行业标准的研制与修订工作，充分发挥标准的规范、引领作用，建立一整套一线支撑有力、管理服务有力、政府监管得力的系统；构建国—省—市—县—乡—村六级强基层 5G 远程医疗业务体系，形成覆盖全国的远程医疗网络和统一调度的智慧医疗体系，综合运用 5G、云计算、大数据、VR 等前沿技术开展应用示范，有效整合卫生信息资源，实现医疗机构跨地域信息共享、上下联动、业务协同，从而有效提高我国卫生服务能力，满足人民群众多层次、多样化健康需求。

二是加强互联网诊疗质量安全管理。互联网诊疗的本质是医疗，与线下医疗的区别仅在于医生提供医疗服务的方式。正因如此，互联网诊疗质量管控首先应遵守线下规定；同时，因为医生不直接面对患者，医疗质量控制标准应比线下更严格。2018 年《互联网诊疗管理办法（试行）》和 2022 年《互联网诊疗监管细则（试行）》的出台明确了互联网诊疗及互联网医院准入、医生准入、软硬件配备等方面的规定，还要求提供互联网诊疗服务的医疗机构必须制定互联网诊疗质量控制和评价制度、在线处方管理制度等，针对医疗服务进行日常管理。目前，国内对互联网诊疗质控的研究仍主要聚焦于接诊服务，例如，接诊时长、服务态度、接诊医生资质管理和患者满意度等，对在线诊断准确率、人工智能在辅助诊断中的使用限制、诊疗差错的处理等较少涉及，下一步，中日医院将联合远程医疗协作机构开展这方面的调查研究。

三是营造互联网医院价值共创良好生态。在平台经济学视角下，互联网医院是一种平台型经济实体，既有供需结构、正外部性、信息对称及交易等经济学特征，也有数字基础设施优势、互联网技术优势、医疗应用场景优势和患者用户优势。搭建平台的最终目标是提供服务、满足需求，进而创造价值，平台运营模式研究的核心内容是价值问题。互联网医院的价值创建主体包括医院方、患者方、平台运营方、医保部门、药品及器械生产企业与其他协同共建单位，只有当相关主体在价值层面达成共识，发展目标和发展战略才会更加清晰。医护人员运用专业知识、临床经验等资源，通过互联网医院平台为患者提供在线接诊服务，也因此获得丰富的诊疗经验，完善个人医学知识体系，并获取劳动报酬和声誉；患者通过互联网医院获得医学咨询、智能导诊、在线复诊、预约挂号、检查检验结果查询、慢病管理等服务，同时，患者就诊产生的电子病历通过加密和计算处理后，可以优化互联网医院平台的智能化功能；第三方运营平台利用患者、院方提供的信息进行产品开发和迭代，实现技术创新；互联网医院还能与物联网连通，实现患者、医护、医保部门、药品、器械、医疗设备、医疗场所之间的多边连接和有效互动；基于医联体、远程医疗协作网络和对口支援等形式，可以开展院间协同，如远程会诊、双向转诊、远程查房、远程示教等，缩小医疗机构之间的差距，逐步实现医疗水平同质化。互联网医院有多个价值创造主体，主体间供需关系匹配，发生连接、互动和协同，有可能产生价值共创行为，形成价值共创路径。下一步，中日医院将围绕互联网医院的价值共创主体在互动中的角色、参与动机、参与能力、价值贡献测量模型、价值共创积极性激励机制等问题，探索建立互联网医院价值共创模型和路径，为营造良好的互联网诊疗价值共创生态提供依据。

四是加强互联网诊疗过程中的人文关怀。互联网复诊是一种在线门诊服务形式，也是改善群众就医感受的重要窗口，在线诊疗服务细节中体现的人文关怀至关重要。对患者个人信息的尊重和保护是互联网诊疗人文关怀的一个重要方面，《个人信息保护法》第 28 条将生物识别和医疗健康纳入敏感信息范畴，但医疗健康信息具体包括哪些内容，线上诊疗患者健康信息查阅是否需要采用严格程序，以及医师是否有权调取患者所有信息等问题，现行法律尚未做出明确解释，需要结合互联网诊疗实践对医疗健康信息的保护提出政策建议和有效的技术手段。此外，线上接诊患者的医务人员应坚持以患者为中心，不得敷衍、推诿、拖延和误导患者；要主动提高沟通能力和服务意识，及时了解患者心理需求和变化，提供心理疏导，做好必要的解释、沟通和健康教育；互联网医院也要联合运营管理平台研究如何通过流程改进和人工智能辅助诊断技术，缓解患者因为候诊等待和疾病不确定造成的心理焦虑，提升患者在线就医满意度。

B.9
首都儿科研究所互联网医疗平台建设与管理实践

谷庆隆　闫　雪*

摘　要： 首都儿科研究所附属儿童医院互联网医院作为儿童专科互联网医院，在"互联网+医疗"整体服务体系构建实践中，基于"诊疗服务平台"、"远程医疗协作平台"及"健康管理平台"建设智慧儿科互联网医院。"诊疗服务平台"实现线上线下有机融合，线上服务横向覆盖医疗机构及患者个体，纵向贯穿患者诊前、诊中、诊后全流程。"远程医疗协作平台"开展远程教学、远程会诊、远程 MDT 等，促进医疗机构间诊疗水平同质化，赋能基层。"健康管理平台"运用第五代通信技术（5G）结合物联网技术，开展儿童健康情况追踪与管理。本报告总结了首都儿科研究所互联网医院建设路径、服务内涵及未来发展方向，为其他医院提供借鉴。

关键词： 儿童专科　互联网医院　一体化管理

一　建设背景

《中国儿童发展纲要（2021—2030）》及《关于推进儿童友好城市建设

---

* 谷庆隆，首都儿科研究所副所长，儿童耳鼻喉科主任医师，协和医科大学硕士研究生导师，主要从事儿童鼻部疾病、儿童 OSAHS 的诊治，以及上下气道炎症性疾病的相关性研究等，同时对医院的精细化管理有深入研究；闫雪，首都儿科研究所互联网医疗办公室主任，工程师，主要研究方向为互联网医疗、卫生信息管理、卫生信息化建设等。

的指导意见》是指导我国儿童事业发展的纲领性文件。文件指出，运用"互联网+数字医疗"服务模式完善儿童健康大数据，加强信息互联共享，实现儿童健康全周期全过程管理和服务的信息化、智能化，加强儿童健康保障及医疗保障。首都儿科研究所附属儿童医院（以下简称"首儿所"）根据文件精神，以解决医院实际问题、助力临床诊疗、创新便民举措、支撑医院高质量发展为出发点，通过互联网医疗平台建设，为患者提供全方位立体化的诊疗服务。

首儿所互联网医院线上服务对象包含各医疗机构、有就医诊疗以及健康保健需求的 0~18 岁儿童。通过重塑业务服务流程，将线上线下诊疗服务深度融合，使就诊流程更加顺畅，减少患者排队等候时间，降低患者就医成本，同时为诊后康复及健康儿童提供健康管理及科普宣教服务。为儿童群体提供全生命周期的医疗健康服务，使优质医疗资源得到更充分的分配与利用。

二　发展历程

（一）发展规划

近年来，首儿所线下门诊量持续增加，2019 年线下门诊量已达 227 万余人次。2020 年由于疫情的影响，线下门诊量降至 126 万人次，2021 年线下门诊量增加到 219 万余人次，2022 年线下门诊量持续增加至 228 万余人次。[1] 线下门诊量持续增加，与首儿所门诊空间狭小、空间不足的矛盾日益突出。首儿所积极拓展线上服务领域，利用线上空间弥补线下空间的不足，在更好地满足患者就医需求的同时缓解线下就医压力。

首儿所于 2020 年 5 月通过互联网诊疗评审，同年 6 月 1 日正式面向社会提供互联网诊疗服务；于 2020 年 10 月通过线上医保资质审核，成为北京市首家线上医事服务费医保实时结算的儿科医院；于 2021 年 4 月通过互联

---

① 数据来源：本单位内部资料。

网医院资质准入现场评审，成为北京市首家儿童专科互联网医院。

2021年首儿所互联网医院建设工作被中共首都儿科研究所委员会列入所院年度十项重点工作之一。所院党委及各级领导高度重视，积极探索医疗服务新模式，加快互联网诊疗服务内涵建设，运用信息技术拓展服务空间和服务内容，积极为患儿提供在线便捷高效服务、随访管理和远程指导。建设智慧医院，引领"儿科示范互联网医院"建设，运用人工智能、"5G+互联网"等技术，为患儿提供线上线下无缝衔接的连续服务，通过可穿戴设备和物联网技术，开展疾病危险因素监测和健康管理服务，实现医疗服务从院内向院外延伸，不断拓展医疗服务的范围和广度。

（二）组织架构

首儿所互联网医院建设遵循党委领导下的院长负责制，成立互联网医学领导小组，所长任组长，医疗副所长任副组长，分为项目协调与技术协调两条管理路径，业务上邀请临床专家团队、儿童健康专家团队及科学管理团队，形成"医疗+健康+科学"的MDT管理模式，同时信息中心负责技术支持（见图1）。首儿所成立互联网医疗办公室，负责管理及落实互联网医疗具体工作。

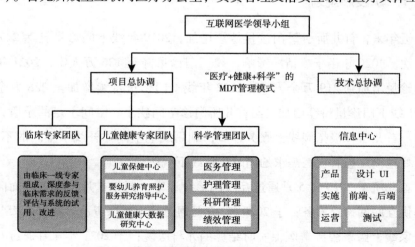

图1 首儿所互联网医学领导小组组织结构

资料来源：本单位内部资料。

（三）服务体系

首儿所互联网医院基于"诊疗服务平台"、"远程医疗平台"及"健康管理平台"，建设智慧儿科互联网医院。服务场景包含在线咨询、预约挂号、线上复诊、在线开方（处方、检验检查申请单、住院证、诊断证明）、检查检验自助预约、线上缴费、医保结算、送药到家、报告查询、报告解读、护理指导、药学咨询、缴纳入院费用、远程探视、出院费用结算、病例复印邮寄等。在项目建设及管理过程中，首儿所互联网医院秉持强服务、强联动、重预防的原则，进一步发挥互联网医疗工作效能。

（四）制度建设

秉持"万事开头，制度先行"的准则，按照国家卫生健康委员会和国家中医药管理局发布的《互联网诊疗管理办法（试行）》《互联网医院管理办法（试行）》《远程医疗服务管理规范（试行）》《互联网诊疗监管细则（试行）》等制度规范的相关要求，结合所院实际，首儿所建立了《互联网医疗工作实施方案》《互联网医院医师管理制度》《互联网医院电子病历管理制度》等 22 个互联网医院管理制度，分别从业务范围、人员管理及执业规范、工作流程、信息安全（患者隐私）、系统操作、监督管理、投诉与纠纷、应急与风险管理方面规范互联网医疗工作，形成制度体系，明确工作要求、资质标准及风险应对，为相关工作标准化及质量控制提供依据，探索制度创新，全面构建内部监督管理制度体系。

（五）医疗资源

首儿所互联网医院现有在线注册医生 461 人、注册护士 118 人、药师 60 人。互联网门诊覆盖临床所有专业，包括诊疗科室 26 个、护理门诊 17 个、药学门诊 1 个。在医疗门诊中，专家团队及工作室有 9 个、专病门诊有 3 个。①

---

① 资料来源：本单位内部数据。

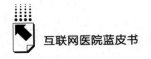

（六）信息支撑

首儿所医疗业务与互联网技术的结合最早可追溯到2011年，信息化建设分为三个阶段。2011~2016年，在地区政策驱动下，实现移动端"挂、缴、查"的业务功能。2017~2019年，在院内管理需求的驱动下，建设院内自有微信公众号、App，以开展更多便民惠民业务，同时探索具有儿科特色的个性化功能。自2020年开始，结合之前已建设完毕的系统，开展互联网诊疗及互联网医院信息系统建设。不积跬步，无以至千里，首儿所互联网医院的信息化建设经历了10年的前期积累，实现了线上线下深度融合、院内院外互联互通、业务数据高度共享。

三　发展现状

2020年6月至2022年12月，首儿所互联网医院在线诊疗人次超过50万人次，药品配送33万例，线上服务患者辐射全国。[①]

首儿所儿科互联网医院一体化智慧服务管理模式获得2021年中国现代医院管理典型案例、2021年北京市医院管理中心改革创新项目、2022年第一届互联网医院百强案例、2022年第二届医学信息科技创新应用优秀案例、2022年北京市互联网诊疗新冠肺炎疫情防控创新案例，入选2022年中国互联网医院发展报告。

互联网医院的建设使线上服务横向覆盖医疗机构及患者个体，为患者提供贯穿诊前、诊中、诊后的全流程智慧化服务。将线上与线下的医疗业务流程有机融合，实现一体化智慧管理，为互联网医院临床决策提供有效支持。

---

① 资料来源：本单位内部数据。

（一）强服务——诊疗服务平台

首儿所互联网医院诊疗服务平台通过线上诊疗平台的建设，不断优化线下诊疗流程，丰富内涵建设。为提高患者就医效率，节约就医成本，首儿所对线上线下就诊流程进行重塑再造，将慢性病、常见病的复诊患者引流至线上，通过信息技术手段实现线上线下的有机融合，显著提高患者就医效率，优化患者就医流程（见图2）。针对需要到院治疗或检查的患者，尤其是外地患者，可在线提交外院检验检查结果，医生如确定需要进一步线下检查，可为患者提前开具药品快递到家，防止患者病情进一步加重，同时开具检验检查单并预约门诊号。系统线上提供检验检查项目智能预约功能，为患者自动计算最优预约周期。同时向患儿推送电子导诊单，告知预约时间、检查地点、注意事项。患者可按照线下门诊号预约时间及检查时间来院，在患儿入院后，一天内完成线下检查和门诊治疗。最大限度节约了外地患者，特别是边远地区来京就医患者的时间成本及经济成本，也有效疏导了门诊患者的拥挤问题，维护良好的就诊秩序。

（二）强联动——远程医疗平台

1. 开展远程培训、远程会诊、远程联合门诊

近年来，首儿所与100余家医疗机构开展近300例远程培训、远程会诊、远程联合门诊。通过开展远程医疗工作，充分响应国家分级诊疗政策，深入贯彻落实进一步改善医疗服务行动，提升其他医疗机构儿科诊疗技术水平和服务能力，在新发展阶段助力优质儿科医疗资源下沉。

2. 开展"5G+远程手术"示教、"5G+超声诊断"指导

2022年首儿所与西藏拉萨市人民医院进行5G远程连线，先后开展了多场基于5G的远程手术示教。联合通州妇幼保健院、天津中心妇产科医院、廊坊中石油中心医院，成功开展京津冀三地的5G超声识别与诊断演示和5G远程疾病识别与培训。通过开展"5G+远程手术"示教进一步推进数字化医疗体系建设，为打造国内和国际儿科领先的智慧化互联网医院做出积极探索与实践。

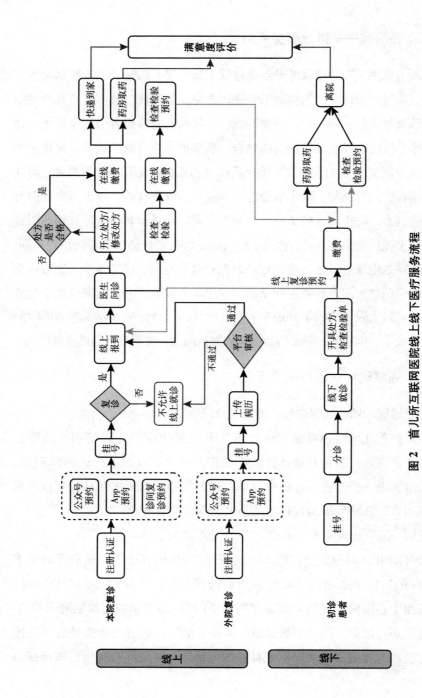

图 2 首儿所互联网医院线上线下医疗服务流程

（三）重预防——健康管理平台

1. 智慧化家庭养育照护服务云平台

首儿所以婴幼儿托育照护服务云平台为基础，构建"育有所智"的家庭—托育机构—儿童保健服务"三位一体"智慧照护服务体系，建立婴幼儿生长发育指标变化趋势的监测系统，为家庭提供实现基于数据循证基础的实时育儿指导；组织编写《儿童早期运动发展与促进》培训教材；组织全国儿童早期发展与自然养育在线培训，2021～2022年培训基层儿童保健人员、托幼机构老师数万人次；开展家庭婴幼儿照护服务指导试点示范、在线育儿答疑，借助标准化培训教材与教学视频，提供营养、健康、回应性照护、安全防护等最新养育理念与实践指导。

2. 儿童健康管理平台

首儿所以5G为基础，构建儿童健康管理全过程跟踪平台，将儿童保健、儿童营养、儿童生长发育等专业进行整合，从而构建起儿童全流程健康管理整体服务体系。通过线上主动健康监测，对患者在线填写的量表结果进行分析，对患儿的心理健康进行预测和干预；应用人工智能技术构建儿童运动强度与能量消耗模型；在线进行儿童健康宣教，培养患儿养成良好的生活习惯；制作在线健康科普视频，各领域（疾病预防、保健护理、家庭养育、营养喂养等）权威专家授课，以3～5分钟的小视频形式向家长简单、清晰地介绍专业知识，以达到宣传及科教的目的。

四 服务场景及内涵

（一）院内服务场景

1. 预约挂号

面向符合复诊条件的慢性病、常见病患者提供线上诊疗服务，医院对患者提供京医通微信小程序预约挂号渠道，患者可以在线预约全部科室的线上

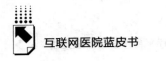

号源，并且在挂号时患者可根据自身时间选择时段进行预约。

2. 在线咨询

针对仅需要咨询的患者，开通线上专家咨询功能。患者挂号后的48小时内医生进行接诊并回答患者；超时医生未接诊，费用将原路退回到患者账户。

3. 医保报销

首儿所已与医保端实现了医保患者在线预约后医事服务费的实时分解报销，诊疗费用医保报销，患者在就诊后24小时内到院缴费即可。

4. 线上复诊

医生通过患者上传的既往病历可提前了解患者病情，在患者就诊当日医患双方进入云诊室进行线上沟通，问诊形式包含图文、语音、视频等；患者就诊记录全程留痕，就诊数据实时上传北京市监管平台。就诊过程中建立有效的医患沟通与反馈渠道，保证诊疗质量。

5. 在线开方

医生问诊完成后，在线为患者开具处方、检验检查申请单、住院证等单据。对于处方药，医院药师实时进行合理用药审核，保证用药安全；患者可在相关项目预约之日前往线下实体医院进行单据打印并执行相关项目。

6. 检查检验预约

医生在线上为患者开具检验检查单后，对需要预约的静脉取血检验项目、超声项目可线上由系统根据项目的注意事项、是否排斥等规则，按照最优路径预约检查日期，同时推送电子导诊单到患者监护人手机端，提示患者预约时间及注意事项，减少家长带着患者往返医院的次数。

7. 线上缴费

患者可在线支付医事服务费及诊疗相关费用，支付渠道多样，医保患者可直接在线结算医事服务费。需要退费的患者，可线上提交退费申请，费用原路退回。

8. 送药到家

需要药品配送服务的患者，可在线选择到院自取和快递配送两种方式，并可在线直接填写配送地址，医院安排院内专员对药品物流配送工作进行整体管理。药品的审核、摆药及发药由药学部药师完成，配送由互联网医疗平台及相关配送公司完成，诊疗平台可实时查询快递物流信息。

9. 报告查询

在患者完成检查及检验后，系统自动将检查检验结果推送给患者，患者可在线进行报告查看也可将结果下载以便保存。患者需输入身份证验证信息及邮箱地址，报告单发送至患者邮箱，邮箱打开报告单同样需要输入身份证验证信息，保障患者隐私及数据安全。

10. 儿童量表线上采集

对于健康儿童的保健需求，在诊疗过程中需要通过各种量表评估儿童健康状态，为便于医生诊疗及儿童健康监测，监护人可在问诊前在线填写"医生问诊量表"，问诊后在线填写医生开具的量表，包含婴儿—初中学生社会生活能力量表（S-M）、儿童行为量表（Conners）、注意缺陷多动障碍诊断量表（SNAP-IV）。有效地节约了就诊时间，提高诊疗效率的同时保障数据采集的及时性及准确性，为后续患者评估及科学研究夯实基础。

11. 缴纳住院预交金

患者办理入院后，在住院期间可通过手机 App 补缴住院预交金，做到非必要不出病区，加强住院患者管理，减少聚集带来的感染风险。

12. 住院云探视

作为儿童专科医院，为更好地保障医疗质量，对于住院的新生儿及重症患者，是不允许家长陪护及探视的。为更好地服务患者，促进医院人文建设，现已实现基于互联网的远程云探视功能，家长可在线预约探视。通过互联网平台音视频通话功能，家长能够在家探视患者，使医院医疗服务更有温度。

13. 出院费用结算

针对在线上缴纳预交金的待出院患者，首儿所开通移动端办理出院结算功能，患者在线即可申请办理出院结算，免去窗口排队等待的时间。

14. 出院病历复印

患者通过院内公众号，可在线上预约病历复印与邮寄服务，在填写

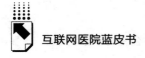

相关信息并支付费用后，10 个工作日内医院即可将病历快递至患者手中，有效节约了患者的就医成本，减少了患者往返医院、现场等候的时间。

（二）院外服务场景

1. 远程培训

远程医疗培训可通过互联网远程平台，实现院内医护人员的培训及对其他医疗机构医务人员、医学院学生培训和授课。实现各级医院之间优质的教学资源共享以及提高医护人员医疗水平。培训机构主要为医联体及对口支援、技术合作单位，培训内容为儿童常见病、多发病的诊断思路与治疗方式。

2. 远程会诊

首儿所自 2018 年起已基于远程医疗平台开展远程会诊工作，涉及华北地区、西北地区、西南地区和北京远郊区县的医联体、合作单位。远程会诊有利于实现全国的医疗资源共享，远程会诊可大大缩短病人的就诊时间，方便医生快速做出初步诊断，提高患者的就医诊疗效率，促进全国儿科诊疗水平的同质化，推动分级诊疗工作落实落细。

3. 远程联合门诊

与帮扶、协作医疗机构通过远程医疗平台对患儿进行远程联合诊治。线下医疗机构提供主诊医生，首儿所提供同专业专家。远程联合门诊不仅能为患者提供高级别医院的医疗服务，也可为基层医院培养医疗人员，提升其诊断水平。

4. "5G+远程手术"示教

基于 5G 技术高带宽、低时延的特性，开展面向基层、偏远地区的手术示教工作，进一步推动数字化医疗体系建设，探索儿科工作机制和援助模式。利用 5G 技术实现支边支远，有效提升了当地的外科医疗水平。

5. "5G+MDT"多学科远程会诊

MDT 多学科会诊是在综合各学科意见的基础上为病人制定最佳治疗

方案的治疗模式，有利于复杂病的诊断及治疗。互联网远程平台为 MDT 多学科会诊插上翅膀，使会诊形式更加多样，会诊效率更高。

6. "5G+超声诊断"指导

开展 5G 超声识别与诊断演示及 5G 远程疾病识别与培训，为产科和儿科联合搭建产前—产时—产后 MDT 线上平台，对先天性膈疝等患儿开展全周期全方位一体化诊疗，全面开展产前诊断评估、胎儿期干预、出生待产、产时宫外手术，建立危重新生儿转运绿色通道、微创治疗、术后康复指导等产科和儿科跨学科联合救治体系。

7. 智慧化家庭养育照护服务云平台

首儿所依托互联网健康管理平台建立智慧化家庭养育照护服务云平台，基于 5G 技术开展 "5G+儿童体格发育" "5G+心理行为" "5G+儿童营养" "5G+儿童运动体能" 的线上业务，构建儿童运动强度与能量消耗模型，结合儿童身高、体重、体质指数（BMI）、体成分等指标，构建多维度的人工智能儿童体质健康监测系统，构建家庭—托育机构—儿童保健 "三位一体" 的智慧化照护服务体系。

五　创新及特色

（一）管理措施

1. 设置对口管理部门，加强业务管理

首儿所互联网医院遵循党委领导下的院长负责制，特别成立互联网医学领导小组，小组下设项目协调及技术协调两条支线，医务处、门诊部协同临床医生、儿童健康专家团队及科学管理团队开展业务流程设计及需求确认，信息中心负责技术输出，以 "医疗+健康+科学" 的 MDT 管理模式共同完成项目工作。形成科学管理模式，应用者深度参与工作，为管理部门提供专业建议，促进工作高效高质高能开展。首儿所是全市范围内第一家专门设置互联网医疗办公室的医院。互联网医疗办公室负责管理互联网医疗具体工作，

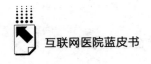

涵盖管理学、计算机技术、医学、护理学多学科人员,这些人才对全面管理互联网医院发挥了重要作用。

2. 搭建数据指标体系,助力业务发展

对互联网业务数据进行监测,从多角度多维度对数据进行统计分析。建立院内数据反馈机制,每周调取各科室上周互联网诊疗数据、每月分析诊疗数据变化趋势。随着业务量的不断增加,在数据统计过程中细化数据指标,在原有的就诊量、医疗收入基础指标上,增加20项监测指标,监测患者的用户特征、挂号偏好、群体特点、号源分布趋势、患者行为变化、挂号发起高峰等,通过监测数据及时调整门诊号源,实现线上线下号源及医疗资源的动态调整;增加热门科室线上夜班,满足患者就诊需求;实现线上线下一键转诊预约,提升患者就诊效率。

3. 建立线上运营团队,构建高效客服体系

建立首儿所互联网医院线上运营团队。面向患者开通24小时的客服电话,提供在线帮助,包含解决线上系统应用问题、挂号退号问题、物流查询问题。面向医生提供微信端客服助手,协助医生维护线上就诊秩序,呼叫患者上线、解决医生线上系统应用问题等。面向外院复诊患者,提供在线病历资料审核服务,符合复诊条件的患者予以通过,不符合复诊条件的患者予以退号,保障外院复诊的合规性。面向院内医患关系办公室及咨询热线,涉及互联网医疗相关内容,予以解答与问题解决。通过建设线上运营团队,2020~2022年首儿所互联网医院患者投诉量为89例,占总诊疗量的0.2‰;医生每单元诊疗量由25人次提升至60人次。

(二)服务内容

1. 多模式线上服务,提升医疗资源效能

首儿所互联网医院采取多种模式的线上诊疗服务。在互联网诊疗服务的基础上,开展线上咨询诊疗业务,为首诊患者提供咨询服务。提供实时问诊和碎片化问诊两种模式相结合的互联网诊疗服务。在院医生开展固定地点、固定时段的实时问诊,居家医生开展不固定地点、不固定时间的碎片化手机咨询问诊。

2.药事及护理服务,升级诊后居家管理

2021年初,首儿所在线开通免费的"互联网+药学服务"及"互联网+护理服务"。"互联网+药学服务"通过线上门诊的形式,可为广大患者提供1对1的专业及个体化药学服务,包括药物咨询、用药评估、用药教育、药品安全性监测、药学科普等。提高患者对药物的正确认识,减少药物不良反应的发生。"互联网+护理服务"在线开通12个专业的护理门诊,包含儿童哮喘护理、儿童呼吸康复护理、儿童高血压护理、日间手术护理等,在线指导患儿居家护理方法、日常生活注意事项及疾病中各种情况的应对措施,帮助患儿稳定病情,帮助患儿家长缓解焦虑情绪,促进患儿疾病的痊愈。

3.医护联合线上服务,发挥团队诊疗优势

自2021年起,首儿所互联网医院在全市率先开展互联网医护联合门诊。门诊形式为一名医生、一名护士联合出诊,医生在给予患者诊疗计划后,护士会有针对性地对患儿的用药方法、饮食习惯、喂养照护等具体问题进行指导。除了家长们普遍关心的儿童营养及儿童保健专业外,还包括家长们非常关心的小儿外科伤口护理、术后养护等方面。尤其是新生儿外科,对婴幼儿术后复诊与护理,在术后线上复诊时全程有护理人员参与,指导家长居家护理方法。

4.遗传基因报告解读,临床科研紧密结合

随着基因组序列蓝图完成,测序技术提高和成本下降,基因检测也成为医学诊断的一个重要手段,并改变了医院诊断模式。基因突变引起的遗传病、罕见病是儿科医院的主要就诊人群。因此,针对遗传学最新研究进展准确及时解读基因组数据,开展罕见病知识普及教育、二胎产前预防已成为各地综合医院儿科、儿童医院、妇幼保健院的重要工作。地方医院因人才匮乏,无法解读基因组变异数据,因此无法开展遗传咨询工作。首儿所自2021年开设互联网遗传门诊以来,通过线下与线上融合,共明确诊断300多种遗传病/罕见病。为外地完成基因检测却未完成遗传病因诊断的患者,解决了外地就医难的问题。

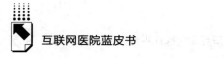

5. 麻醉评估术前指导, 有效缓解患儿焦虑

开设线上麻醉评估门诊和儿童慢性疼痛门诊。其中, 麻醉评估门诊主要在线上为患儿进行手术前的麻醉评估, 患者及家属在线上与医生进行沟通, 可以有效缓解患儿术前的紧张情绪。儿童慢性疼痛门诊主要服务于因各类疾病长期疼痛的患儿, 以及术后出现疼痛症状的患儿。同时, 首儿所还开通了日间手术中心护理门诊, 由麻醉科的护士在线出诊。日间手术中心护理门诊服务于接受过麻醉评估的患儿, 护士在线上为患者做术前指导, 为患者讲解注意事项等。

(三) 业务流程

1. 实名就诊, 无证件儿童认证

针对无证件的新生儿患者, 进行患者实名认证具有一定的难度。首儿所App率先开通新生儿线上预约挂号功能, 仅需患者监护人在线下持身份证与患儿信息进行绑定, 在挂号平台建档时系统对其监护人进行人脸识别认证。系统通过人脸识别校验患者监护人身份信息是否吻合。到院就诊时, 需监护人持身份证取号, 只有证件信息与人脸识别信息匹配时, 患者才可进行就诊, 过程中遵守严格的患者隐私保护制度, 保障患者隐私的同时, 确保其实名就诊。此类新生儿线下诊疗后, 即可在线开展互联网诊疗, 进一步保障线上诊疗实名制的规范性。

2. 智能预约, 一站式检验检查

首儿所所有线上线下检查检验资源通过信息系统实现共享。针对需要到院治疗或检查的患者, 尤其是外地患者, 医生如确定需要进一步进行线下检查, 可为患者提前开具药品, 快递到家, 防止患者病情加重, 同时在线开具检验检查单并预约线下门诊号。而且对于多部位的超声检查, 系统根据规则模型为患者自动预约到同一天完成。患者可按照线下门诊号预约时间及检查时间来院, 在一天内完成线下检查和门诊治疗。节约了外地患者, 特别是边远地区来京就医患者的时间成本及经济成本, 改善了患者的就医体验 (见图3)。

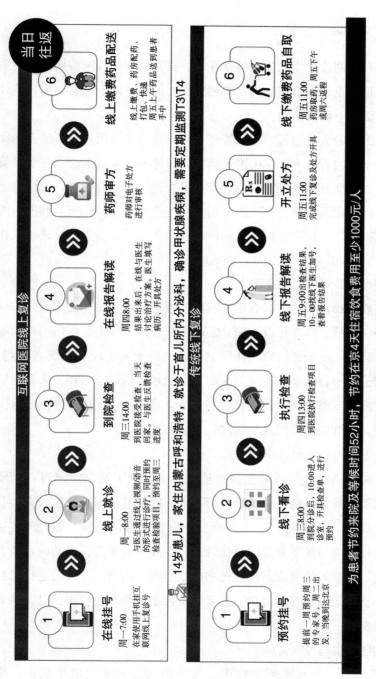

图3 首儿所互联网医院提升患者就医效率实例

为患者节约来院及等候时间52小时，节约在京4天住宿饮食费用至少1000元/人

14岁患儿，家住内蒙古呼和浩特，就诊于首儿所内分泌科，确诊甲状腺疾病，需要定期监测T3\T4

传统线下复诊

预约挂号 → 线下看诊 → 执行检查 → 线下报告解读 → 开立处方 → 线下缴费药品自取

互联网医院线上复诊

在线挂号 → 线上就诊 → 到院检查 → 在线报告解读 → 药师审方 → 线上缴费药品配送

当日往返

163

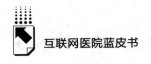
（四）质量控制与监管

在北京市互联网诊疗质控中心的指导下，首儿所互联网医院质量控制秉承全面质量管理理论，从组织结构、机制体制、过程导向、患者导向、持续改进等五个层面建立监督机制。

将互联网医院的人员监管、药品管理、诊疗行为、病历质量、患者隐私保护和信息安全等内容纳入医院的医疗质量控制体系，同时医院成立质量管理控制办公室，定期对互联网医院的医疗质量管理状况进行督查，形成线上线下一体化、同质化的监督，保证医疗质量和医疗安全。首儿所互联网医院在北京市互联网诊疗质控中心首次互联网诊疗服务与质量安全督导评价工作中取得了 IA 等级（总评分前 20%）的成绩。

1. 严格各类人员资质准入管理

首儿所互联网诊疗资质需符合条件的医生独立申请，按照国家规定申请医师应具备相应资质，即 3 年以上独立临床工作经验，线上诊疗活动与执业范围一致，且医师、护士经过审核在国家医师、护士电子注册系统查询到，方准入互联网诊疗平台。参与人员上岗前须参加相关培训与考核，未参加培训及考核不合格者不能上岗，以确保服务安全。所有申请均通过信息系统，由科室核心组、主管职能部门及主管院长三级审核。

2. 全程可追溯药品及配送管理

互联网医院用药管理是质量控制的重点之一。对于国家规定的"医师不得在互联网上开具麻醉药品、精神类药品处方以及其他用药风险较高、有其他特殊管理规定的药品处方"，首儿所独立设置互联网药房，规范药品目录，互联网诊疗处方与线下处方同质化管理，在线实时审方，经药师审核合格后方可生效。生效后的处方经院内药房确认出库，由第三方人员进行密封打包及配送，全程录像留存可追溯。患者还可在手机端查看物流信息，保障药品按时保质配送。

3. 电子病历质量与控制管理

按照国家规定，在互联网医疗中，医生需为患者建立电子病历，格式与线下门诊复诊病历格式一致，同时电子病历保存时间不得少于 15 年。根据北京市互联网诊疗质量控制与改进中心下发的《互联网电子病历应用管理指南》，首儿所发布了院内《互联网诊疗电子病历管理规范》，明确线上诊疗病历书写规范与评分办法（见表 1）。按季度进行复诊病历质控，病历书写质量纳入科室考核，不断提升院内互联网诊疗电子病历质量。

表 1　首儿所互联网门诊电子病历书写质量评估标准

项目分值	书写基本要求	检查要点及扣分标准
一般项目 （10 分）	门诊电子病历抬头部分必须有医疗机构名称、就诊科室、患者姓名、性别、年龄（新生儿及婴儿具体到日/月龄）、患者编号、就诊时间 系统自动导入时,应向患者核对,发现问题及时修改	缺少患者姓名、就诊科室、患者编号、就诊日期,缺填/错填患者性别、年龄,扣 2 分/项
主诉 （10 分）	主诉要简明扼要、重点突出,字数一般不超 20 字 症状和体征不能使用诊断用语 重点记录经过治疗后效果及病情变化情况 （未确诊病历有必要的检验检查结果异常主诉）	①缺少主诉或主诉仅写"病史同前",扣 5 分 ②主诉描述欠准确,扣 2 分 ③错别字,扣 1 分/个
现病史 （20 分）	现病史必须与主诉相关、相符 能反映本次疾病过程、治疗及效果,要求重点突出、层次分明,有必要的鉴别诊断资料;根据病情变化记录患者描述的新增且有意义的阳性体征 记录曾发现的阳性体征及有无新的变化	①缺少现病史,扣 20 分 ②未描述治疗效果及病情变化情况,扣 5 分 ③缺少重要鉴别诊断资料的补充,扣 3 分
既往史及个人药物过敏史、流行病学史 （10 分）	记录必要的及与本病相关的既往病史、药物过敏史、个人史、家族史、流行病学史	缺一项扣 2 分
辅助检查 （10 分）	记录上次就诊后至本次就诊时,患者所完成的对疾病诊治有意义的各项检验检查结果	①如有患者自行上传且对疾病诊治有意义的（院外）化验检查结果,未记录时,扣 10 分 ②如未导入对疾病诊治有意义的本院化验检查结果时,扣 5 分 ③结果填写不准确的,每处扣 2 分

项目分值	书写基本要求	检查要点及扣分标准
处理 （20分）	①记录或导入需要进一步完善的检验、检查项目 ②记录或导入所开具的处方，处方应规范填写，注意包括药物名称、总剂量、用法、每次用量、用药天数 ③记录建议采取的各种治疗措施（例如某部位建议石膏外固定/激光治疗/门诊手术） ④记录向患者交代的重要注意事项，例如建议休息，应写清休息方法及休息时限 ⑤如存在互联网复诊终止条件时，接诊医师应引导患者转线下门诊及时就诊，并记录在病历中 ⑥记录建议的下次复诊时间；如同时建议患者前往其他科室就诊时，应在病历中记录	①缺少处理记录，扣20分 ②如有用药，缺写/写错药物名称、总剂量、用法、每次用量、用药天数之一者，扣5分 ③如有建议的治疗、检验检查措施，缺少相应记录，扣5分 ④用药不合理，药品名称未使用通用名称，扣2分 ⑤所开辅助检查缺少适应指标，扣2分 ⑥存在互联网复诊终止条件时，未引导患者转线下门诊及时就诊，扣10分 ⑦引导患者线下就诊/其他科室就诊，但未在病历中记录，扣5分
诊断 （10分）	要规范书写诊断全称 已明确的临床病理分型要写出 不能明确诊断的应写待查，并在待查下面写出临床上首先考虑的可能诊断	①缺少诊断，扣10分 ②诊断名称书写不完整、不准确，扣3分
医师签名 （10分）	出诊医生应使用本人（具有执业资格及互联网出诊资质）的电子签章签名	缺少医师电子签名，扣10分

资料来源：根据本单位内部资料整理而成。

六　存在问题及展望

（一）存在问题

1.服务内涵

　　互联网医疗服务不是简单地把线下的医疗服务原样搬到线上，互联网医疗服务需要用现有技术进行流程优化，规避原有线下不合理的环节，在互联网上不受时间和空间限制提供全时空服务，服务场景更加多元化，服务流程更加便捷化。目前，首儿所互联网医疗服务普及性较高，形成了初步的诊疗体系，线上线下流程有机融合，数据互联互通。目前，首儿所互联网医疗需要向纵深发展，丰富服务内涵。一方面，完善现有业务模式；另一方面，以点带面拓展更多服务场景，丰富互联网医疗服务内容，创新服务模式。

2. 运营模式

目前，以公立医院互联网医院自建自营模式居多，而公立医院在拓展业务方面缺少市场运营模式和经验，造成自身线上业务很难打开，缺乏持续稳定的盈利模式。亟须探索自主运营、第三方运营、合作运营等管理模式，强化外部动能。延伸服务半径，丰富服务内容，提升服务品质，实现医患双向满意度的提升。

（二）未来展望

"互联网+医疗"是国家大力支持和鼓励发展的新型医疗服务模式，是实现健康中国战略目标的重要组成部分。以扩大医疗资源供给，优化医疗资源配置，创新医疗服务模式，降低医疗服务成本，提高医疗服务效率，满足人民群众日益增长的医疗卫生健康需求为目的。随着医药卫生体制改革的不断深化，如何实现利用信息化技术优化医疗卫生管理和诊疗工作流程，构建"智慧管理、智慧医疗、智慧服务"的新型管理服务模式，是实现医院高质量发展、改善群众就医体验、精细管理、精准服务的关键所在。

按照总体规划、分步实施的方式进行，实现互联网技术、数字化技术与医疗服务的深度融合，利用互联网技术优化诊疗流程，利用互联网技术探索医院药品社会化配送、推进数字化服务模式创新、构建"互联网+医联体"服务模式等。以"操作简便—内涵丰富—应用智能—人文关怀"为建设思路，围绕新体系、新效能、新趋势、新动力，逐步丰富互联网医疗建设内涵，做好儿科互联网医院的"领头羊"，打造儿科互联网医院的"首儿样板"。

1. 持续优化业务流程，赋能未来发展

互联网医院是以开展常见病、多发病与慢性病诊疗为主，促进诊前、诊中、诊后，线上、线下一体化的互联网医疗服务模式。利用互联网诊疗技术优化就诊流程、提升患者就医体验是赋能未来发展的关键。优化服务流程，提升医疗服务需求与医疗服务供给匹配度。业务流程从诊前分诊咨询、线下挂号到诊中就诊提醒、诊间缴费、医保移动支付、自助预约、报告查询、在线复诊、药品配送、报告解读、电子发票、住院预约、自助入院、远程探视、病案邮寄、日间手术术前访视，再到诊后药事服务、护理指导、患者全程管理等，结合医院诊疗流程与互联网技术，优化传统的人工流程，减少患者往复医院的次数，降低就医成本，提升患者就医体验。

2. 构建互联网医疗"三医"联动新体系

首儿所互联网医院将逐步构建线上"三医"联动新服务体系。"三医"联动指医疗、医保、医药系统改革联动。医疗部分基于特定专科探索线上首诊模式；医保部分实现医保数据与医疗、医药数据联通共享，通过院内的医保审核实时监控系统，严格进行医疗费用监控，大力推进医保患者一站式在线结算；医药部分实现"互联网+药品"供应保障，丰富线上药品配送种类，提升配送效能。

3. 探索互联网医疗儿科特色新模式

（1）儿童全周期健康管理

全周期健康管理充分利用互联网、可穿戴设备、5G、人工智能等新技术，探索精准、便捷的全方位全周期健康管理新模式。可根据不同年龄段（新生儿期、婴儿期、幼儿期、学龄期、青春期）患者的健康需求，通过健康画像及时掌握重要健康指标监测情况、主要诊治疾病情况等，再通过大数据分析给予一定的预防保健提醒。针对不同人群的特征，对其进行健康干预，为孩子们提供全面的预防、治疗、康复、健康管理等服务。

（2）儿童全周期疾病管理

数字技术与医疗深度融合应用。利用物联网、人工智能、智能设备等，按照病种建立规范的诊疗路径，覆盖诊前、诊中、诊后各环节。诊前、诊中为患者推送诊疗活动指南，诊后利用可穿戴设备采集慢病患者关键指标，做到疾病居家监控，并能结合空气质量、天气、温度、花粉浓度等生活指标，主动对高风险慢病人群给予干预。对患者实施"'院内+院外'，'线下+线上'，单次到全程，人工到智能"的闭环管理，促进患者症状识别和随访干预，提升患者就医依从性，确保疾病的预后良好。

B.10
武汉市第一医院"互联网+"中医药服务模式探索与实践

杨 路　王 巍　王雅楠　莫贺龙　张 前*

摘　要： 武汉市第一医院作为全国规模较大的中西医结合医院，将中医药服务与互联网技术深度融合，于2020年上线互联网医院，通过运用中医预问诊、中医药知识库、中医辨证论治辅助诊断等，创新覆盖诊前、诊中、诊后的线上中医诊疗模式。同时，在线开展多种中医药特色服务及便民服务，改变了中医药的传统服务模式，为中医药事业发展开辟新的路径。2020~2022年，互联网医院服务全国各地患者近66万人次，线上平均问诊时长约7分钟，让患者足不出户即可享有公立三甲医院的优质医疗资源与线上中医药服务。

关键词： 互联网医院　中医药服务　互联网医疗　模式创新

一　建设背景

(一)"互联网+"中医药服务的发展背景

近年来，我国中医医院的互联网医疗业务得到快速发展，《2021年中国

---

* 杨路，武汉市第一医院互联网医院负责人，中级工程师，主要研究方向为互联网医疗、智慧医院建设等；王巍，武汉市第一医院信息中心主任，高级工程师，主要研究方向为卫生信息化建设、医疗健康大数据、人工智能等；王雅楠，武汉市第一医院信息中心科员，主要研究方向为互联网医疗、医患关系等；莫贺龙，武汉市第一医院互联网医院运营管理部科员，主要研究方向为远程医疗等；张前，武汉市第一医院医保办科员，主要研究方向为医保精细化管理等。

互联网医院发展报告》显示，当前互联网医院的建设主要由综合医院承担，同时中医医院正在快速推进其在互联网医院建设方面的布局。① 各家中医医院不断探索，将传统的中医药服务向线上服务延伸、拓展，极大地改善了患者的就医体验。

1. "互联网+"中医药发展得益于政策支持

我国对中医药的发展始终给予高度重视，2015 年国家出台《国务院办公厅关于印发中医药健康服务发展规划（2015—2020 年）的通知》，其中明确提到了要借助云计算、移动互联网等信息科技手段，推动智能化中医健康服务产品的开发，② 该文件强调了中医药互联网医疗的可行性与可发展性，并在政策上为其发展提供了支持。

2017 年，国家中医药局发布了《中医药局关于推进中医药健康服务与互联网融合发展的指导意见》，该指导意见强调了深化中医医疗与互联网的融合、发展中医养生保健互联网服务、推动中医药健康养老信息化、发掘中医药文化与健康旅游资源、促进中医药服务贸易信息交流、规范中医药健康大数据应用，以充分发掘其发展潜力。③

2022 年 3 月，国务院办公厅公布《"十四五"中医药发展规划》，提出要改善中医药服务方式，并积极推动将智慧医疗、智慧服务和智慧管理"三位一体"的策略融入智慧中医医院建设，致力于建立中医的互联网医院，同时发展远程医疗和互联网诊疗。继续推进"互联网+医疗健康"以及"五个一"的服务行动。④ 同年 11 月，《"十四五"中医药信息化发展规划》出台，提出从信息基础设施提档升级到中医药关键数字技术攻关的一系列发

① 《〈2021 年中国互联网医院发展报告〉发布》，健康界网站，2021 年 5 月 22 日，https：//www.cn-healthcare.com/article/20210522/content-554983. html。

② 《国务院办公厅关于印发中医药健康服务发展规划（2015—2020 年）的通知》，中国政府网，2015 年 5 月 7 日，https：//www.gov.cn/zhengce/content/2015-05/07/content_ 9704. htm。

③ 《中医药局关于推进中医药健康服务与互联网融合发展的指导意见》，中国政府网，2017 年12 月 4 日，https：//www.gov.cn/gongbao/content/2018/content_ 5299628. htm。

④ 《国务院办公厅关于印发"十四五"中医药发展规划的通知》，中国政府网，2022 年 3 月 3日，https：//www.gov.cn/gongbao/content/2022/content_ 5686029. htm。

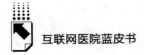
展任务，包括加快信息基础设施提档升级、深化中医药健康服务与互联网融合、改进中医药政务服务与管理、加快中医药关键数字技术攻关、推动中医药文化数字化建设。①

2023年，国家卫生健康委员会在《关注世界卫生大会｜为了"人人享有健康"，中国付出这些努力》中强调发展"互联网+医疗健康"的重要性，并将中医药与西医药视为同等重要，进一步明确了发展中医药互联网医疗的重要性。② 同年《关于开展改善就医感受提升患者体验主题活动的通知》鼓励具备条件的医疗机构开展"互联网+药学服务"，为互联网和中医药的深度融合进行了组织和工作安排。③

2.技术创新为"互联网+"中医药发展带来契机

新一代信息技术如云计算、大数据、物联网、人工智能等的飞速进步，为中医药信息化的发展提供了强大的助力和可能性。④ 党的二十大报告明确提出要"促进中医药传承创新发展"。习近平总书记强调了信息化对现代化的重要性，特别是信息化是推动中医药传承创新发展的关键动力。当前，"互联网+中医药"充分展现出新兴互联网技术的应用成效，如大数据、物联网及人工智能技术在中医药领域中发挥出巨大潜力和价值，这些技术为人们对中医复杂、模糊且主观的研究提供了全新的视角。

在中医诊断方面，人工智能可以通过学习和分析大量的临床病例，帮助医生提高诊断的准确性和一致性，还可以在中医方剂的研究和验证中发挥重要作用。例如，深度学习模型可以将临床病例自动分类，同时分析不同方剂

① 《国家中医药管理局关于印发"十四五"中医药信息化发展规划的通知》，中国政府网，2022年12月6日，https：//www.gov.cn/zhengce/zhengceku/2022-12/06/content_5730292.htm。

② 《[健康报]关注世界卫生大会｜为了"人人享有健康"，中国付出这些努力》，国家卫生健康委员会网站，2023年5月18日，http：//www.nhc.gov.cn/wjw/mtbd/202305/316acc433e264ae1935f9ccb9db4cdbe.shtml。

③ 《关于开展改善就医感受提升患者体验主题活动的通知》，医政司网站，2023年5月26日，http：//www.nhc.gov.cn/yzygj/s3594q/202305/723c7a3456e94dcf8f7ea1ada30ba472.shtml。

④ 《〈"十四五"中医药信息化发展规划〉政策解读》，中国政府网，2022年12月6日，https：//www.gov.cn/zhengce/2022-12/06/content_5730294.htm。

对各类高血压症状的疗效，从而提高诊断效率；① 对中药配方的研究，人工智能能够探索复杂的组合规律，如进行中药的安全性评估、机制分析、核心药材鉴别，以及草药配比和处方的验证等。一些研究者已利用支持向量机②、贝叶斯网络、马尔可夫决策过程等人工智能技术成功地开展了这方面的研究，并取得了初步的成果。例如Yao等利用人工智能对中医临床病例数据进行了深入的分析和挖掘，提出了有效的治疗方案，探究了中医药的机制；③ Li等则将SVM算法与代谢组学相结合，对中药配伍的心脏毒性进行了预测和验证。④

在改善中药材供应链管理方面，在传统的中药材供应链中，信息流通的不畅通往往导致效率低下，互联网技术则可以使各个环节更加紧密地联系在一起，实现信息的透明化和流动性，供应商可以通过在线平台实时了解市场需求，优化种植策略；中药材加工企业可以通过追踪系统，清晰地知道原料的来源，提高产品质量和安全性；零售商和消费者则可以在线购买，提高购药的便利性。此外，大数据分析还可以预测市场趋势，为中药材供应链管理提供决策支持。

在中医诊疗设备方面，互联网技术的应用正在推动中医药的现代化，可穿戴设备可用于中医的脉诊仪和舌诊诊断，准确地识别舌部颜色、形态等特征以及不同的脉象，提高诊断的准确性和一致性；⑤ 患者可在家中通过视频

---

① B. Yan et al., "Effects and Safety of Herbal Medicines among Community-dwelling Residents during COVID - 19 Pandemic: A Large Prospective, Randomized Controlled Trial (RCT)," *Phytomedicine* (2021): 85.
② 李运贤、杜瑞卿：《生物信息学中机器学习方法对中医药复杂系统的研究》，《中医药学刊》2006年第7期，第1296页。
③ L. Yao et al., "Discovering Treatment Pattern in Traditional Chinese Medicine Clinical Cases by Exploiting Supervised Topic Model and Domain Knowledge," *Journal of Biomedical Informatics* (2015): 260-267.
④ Y. Li et al., "A Novel Method for Evaluating the Cardiotoxicity of Traditional Chinese Medicine Compatibility by Using Support Vector Machine Model Combined with Metabonomics," *Evidence-Based Complementary and Alternative Medicine* (2016).
⑤ 阮景、罗文华：《用人工智能技术促进宁波中医药传承创新发展》，《宁波经济（三江论坛）》2023年第2期，第32页。

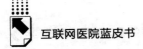

或在线平台接受中医药的诊疗服务。这些技术不仅提升了中医药的治疗效果和服务质量，同时推动了中医药的现代化和国际化进程。

3. "互联网+"中医药发展依托市场需求增长

随着互联网技术的普及和发展，"互联网+中医药"的市场需求正在不断增长，更多患者开始寻求中医的在线问诊、在线处方和远程治疗等服务，在线诊疗服务需求得到快速增长，《互联网+中医医疗数据报告2021》显示，在72000名提供在线问诊服务的中医师中，有一半以上的中医师拥有中级及以上职称，而来自三甲医院的医师占比超过30%，越来越多有资历、有经验的老中医也投身其中，备受患者好评；① 同时，患者对中药电商的需求也在不断增加，更多的人选择在线上购买中药材和中成药，以此获得便捷的购物体验和高质量的药品；另外，随着人们健康意识的提高，中医药的线上健康管理和健康教育服务也受到欢迎。

（二）"互联网+"中医药服务的发展现状

随着互联网的普及和深入，中医药正在经历转型，面临崭新的机遇与挑战，此次转型主要体现在中医药与互联网的深度融合，其不仅改变了中医药的传统服务模式，也为中医药的发展开辟新的途径。为此，国家中医药管理局在《关于推动中医药健康服务与互联网深度整合发展的指导意见》中强调，亟须利用互联网提升中医药服务效率和水平。

在中医医院，数字化工具如中医电子病历系统和医生工作站已得到广泛应用，其普及率非常高。截止到2020年，81.96%的中医医院已建立中医电子病历系统，94.08%的中医医院设立门诊（急诊）医生工作站，95.36%的中医医院设立住院医生工作站。同时，门诊患者的平均预约就诊率达46.53%。② 这种趋势说明，信息化技术正在逐渐渗透中医药业务的各个方

① 《互联网中医报告发布：超三成线上中医来自三甲医院》，中国财经网，2022年6月27日，http：//finance. china. com. cn/industry/medicine/20220627/5835636. shtml。

② 《人民网评：信息化，引领中医药传承创新发展的先导力量》，人民网，2022年12月9日，http：//opinion. people. com. cn/n1/2022/1209/c223228-32584049. html。

面，改变其传统的工作方式和流程。中医药与互联网的融合也催生了一系列新的服务形式，如互联网中医医院、中医在线诊室、智能化中医药房、中医药房共享服务以及中医的线上诊疗等，互联网技术的运用提高了中医药服务的便捷性和可接触性。

同时，我们也应该清醒地认识到，中医药互联网医疗的发展面临诸多挑战，一是面临发展不平衡、不协调、不深入等问题，这些问题主要源自基础设施和数据应用的不足，以及医疗机构信息化水平不高；二是互联网带来的虚假、不规范信息和广告等风险，可能损害患者利益并影响中医药的声誉和发展前景，因此需要充分利用互联网的优势来提高中医药的质量和水平；三是面临中医药信息化管理能力不足、投入保障需求提升以及顶层设计和实施推动力度不足的问题；[①] 四是互联网医院的发展面临挑战，包括顶层架构设计的不全面或缺失，以及有效运营的欠缺等问题。因此，对于"互联网+中医药"服务的发展需要在多个方面寻求改进和优化。

（三）"互联网+"中医药服务的发展潜力

互联网技术与中医药的深度融合，正在为传统中医药行业带来前所未有的发展机遇。

首先，政策层面的支持为"互联网+"中医药服务的发展提供了广阔的空间。国家中医药管理局与国家卫生健康委员会联合开展"互联网+医疗健康"活动，利用互联网提升中医药服务的效率和水平，为"互联网+"中医药服务的发展注入强劲动力。积极鼓励和推广互联网诊疗与远程医疗服务，也进一步推动了中医药与互联网的深度融合。

其次，"互联网+"中医药服务正快速迈入深度融合阶段，更多患者可以通过在线平台接受中医的在线问诊、在线处方和远程治疗等服务；同时，中药电商的崛起使得更多患者可以便捷地购买中药材和中成药，进一步拓宽

① 《国务院关于印发中医药发展战略规划纲要（2016—2030年）的通知》，中国政府网，2016年2月22日，https://www.gov.cn/gongbao/content/2016/content_5054716.htm。

中医药的市场空间。"互联网+"中医药服务模式拓展了中医药的服务范围和受众，突破地域、时间和空间的限制，实现远程诊疗、在线咨询、电子处方、在线购药等功能，满足不同患者的需求。

再次，与互联网的融合促进了中医药的技术创新，现代科技如大数据、人工智能等在中医药领域的应用，推动中医药的研究和发展；5G、物联网等先进互联网技术的应用，也在推动中医药生产基地发展，使中药种植生产和管理变得更加信息化、可视化和智能化。

最后，"互联网+"中医药服务模式的发展增强了中医药的竞争力，推动中医药产业升级和转型，培育新型中医药业态和模式，如互联网医院、互联网药店、互联网健康管理等，提升中医药的品牌价值和社会影响力。

综上所述，中医药与互联网的融合为中医药发展开辟了新的道路。依托互联网技术，中医药行业实现了信息化与数字化转型，提升了效率，优化了服务，扩大了市场，推动了创新。在此背景下，"互联网+"中医药服务的发展潜力巨大，前景广阔。

（四）武汉市第一医院"互联网+"中医药服务探索实践

武汉市第一医院是一所集医疗、教学、科研于一体的现代化综合性三级甲等医院，建于1927年，是湖北省成立最早的公立医院之一，是全国首批重点中西医结合医院。目前，医院由利济路主院区、盘龙城新院区和两个特色专科诊疗中心（盘龙康复医学中心、汉西血液透析中心）组成，编制床位有4260张，设有临床、医技科室50个，2022年门（急）诊量达306万人次，年出院量达10.3万人次，年手术量达6.7万例，资产总值为42.1亿元。[①]

武汉市第一医院作为全国规模较大的中西医结合医院，年诊疗量逾300万人次，医疗服务体量大、辐射范围广，其中"龙头"科室皮肤科为全国皮肤科"四强"之一，年诊疗量近130万人次，具有专科品牌强、线下流

---

① 资料来源：本单位内部数据。

量大、皮肤病线上易诊、患者复诊率高等先天"互联网基因"优势。同时，武汉市第一医院自制的中药制剂广受患者青睐，在中医药方面具有一定特色，因此互联网医院建设条件得天独厚。

2020年，为保障患者用药需求，武汉市第一医院互联网医院急需立刻上线。2020年3月，武汉市第一医院互联网医院投入试运行，率先开通图文问诊与药品配送服务，同时开通重症专区，为重症患者提供22个重症医保病种服务，满足了疫情期间非新冠患者问诊需求，充分发挥了"互联网+医疗"的重要作用。互联网医院线上诊疗模式优势凸显，线上诊疗、在线开具检验检查单、在线开具处方、在线缴费、药品配送到家等全流程服务模式，让患者足不出户解决了看病就医问题。

二 建设思路

（一）以人为本，打造线上、线下同质化服务

武汉市第一医院互联网医院坚持以患者为中心，以信息技术为支撑，模拟线下接诊场景，使线上问诊流程无限接近于线下，使患者享受沉浸式线上就诊体验。

（二）互联网服务贯彻线上、线下一体化

武汉市第一医院互联网医院服务范畴不局限于传统线上轻问诊，拓展整体服务深度，将检验、检查、治疗等线下服务延伸至线上，实现线上、线下诊疗互补。

（三）创新"互联网+"中医药的线上服务模式

结合线下中医诊疗模式，将中医四诊、预问诊、舌诊引入线上，利用中医药知识库和中医辨证论治辅助决策等一系列辅助手段，提高线上中医师诊疗质量与服务水平，传承中医药文化。

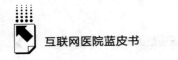

（四）以患者需求为导向，精准把控服务方向

以患者需求为根本出发点，拓展服务广度，使线上服务覆盖患者重点关注的诊前、诊中、诊后全流程各场景，向患者提供一站式服务，使线上诊疗切实解决患者的问题；从诊前防治未病到诊中治疗、诊后康复，满足患者对线上中医药服务的特色需求，发挥中医调理优势。

（五）运营与建设并举，保障互联网医院可持续发展

建设职责明确、独立有效的管理和服务机制，健全考核与激励评价机制，保障互联网医院可持续发展。

三　亮点做法

（一）创新线上服务模式

武汉市第一医院通过横向和纵向两个维度不断优化线上诊疗模式，横向以人为本打造线上、线下同质化服务，提升线上诊疗质量与效率；纵向不断探索适合中医四诊的线上诊疗模式，提升中医辨证的客观性和准确性。

1.创新线上问诊模式

武汉市第一医院线上问诊模式以模拟线下接诊场景为核心，采用以视频和语音沟通为主，辅以文字、图片的实时、互动线上问诊方式，为医患沟通提供了复合且全面的信息支撑，大大降低了传统图文或电话等单一问诊方式的局限性。与传统图文问诊动辄持续数小时的问诊过程相比，做到实时接诊患者，咨询回复秒响应，非碎片化接诊；场景与线下一致，提供一对一服务，使患者线上能够"见医生"，接诊周期短，解决问题快，接诊时间保持在7分钟左右。

2.创新设置辅医角色

武汉市第一医院在患者与医生角色之间，创新设置辅医角色，将其引入

线上候诊间，辅医在线上候诊间一方面完成对患者的预问诊，引导患者完成诊前智能问答、填写病情概要、上传患处图片，智能生成诊前电子病历，提前为医生完成诊前问询工作，提高后续医生接诊效率；另一方面，辅医在候诊间与患者沟通，让患者的等待不再枯燥，服务更加温暖，同时诊后完成对患者的回访及满意度调查，处理患者的诊后问题，全程保障线上诊疗服务质量。

3. 创新线上、线下融合服务模式

武汉市第一医院丰富互联网诊疗模式，将检验、检查、治疗项目从线上延伸至线下，实现线上、线下诊疗互补；开展检验、检查自助开单业务，同时配合线上复诊与检验、检查报告解读，将线上流程节点前置，缩短问诊环节，进一步方便患者，提高整体效率；通过诊间预约打通线上、线下转诊服务渠道，有助于复诊患者依照病情合理选择就诊模式，病情稳定保持线上复诊，病情变化转到线下进一步诊查；开展全病程管理，以"线上+线下"的服务模式，依托各科室健康管理团队建立贯穿患者院前管理、院内诊断、连续性治疗、院后随访追踪的整体病程服务模式，从而向患者提供全周期且规范化的治疗与服务，从而将片段化的线上、线下诊疗服务整合成全生命周期的健康管理，实现从"诊疗患者"到"康复患者"的转变。

4. 创新覆盖诊前、诊中、诊后的线上中医诊疗模式

武汉市第一医院建立符合中医四诊的线上诊疗模式，在诊前，由医生对患者发起中医预问诊，了解患者的各种相关信息，包括发病部位、病势转归和病证特点；在诊中，医生借助中医辨证论治辅助系统与中医知识库，提升中医诊治能力；在诊后，对患者开展满意度调查，给予患者用药指导，同时对患者进行回访，实现对患者的健康跟踪。

（1）应用中医预问诊提高效率

武汉市第一医院中医预问诊以患者填写问诊单的方式对患者的基本信息、中医体质测试、舌诊3个部分内容进行数据采集，基本信息包括患者的既往病史、生活习惯及复诊病历资料；中医体质测试对患者的头面、形体等方面进行信息采集，由系统预测出患者当前体质，分为平和、阴虚、气虚、

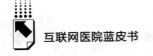

痰湿、湿热、血淤、特禀、气郁和阳虚；舌诊通过舌苔与面部照片示例，引导患者在自然光下正确拍摄出舌苔正面照、舌底照、面相照，供医生进行线上望诊。通过中医预问诊，中医能够快速了解患者的神与色，掌握患者的基本情况，缩短诊中问诊环节，提升问诊效率。

（2）应用中医药知识库提供依据

武汉市第一医院上线中医药知识库供中医参考学习，该知识库集合了中医临床指南、历代医家名方、中医相关期刊文献、经典医案、经典文献、适宜技术知识，收录了大量中医知识数据，形成了一个具有教材、文献、医案结构化的全方位中医知识库。医生可在该库中查询疾病、方剂、中药、中成药、适宜技术、期刊文献、名医医案、典籍文献，为中医诊断及症型诊断提供理论依据。

（3）应用中医辨证论治系统辅助诊断

武汉市第一医院中医辨证论治系统以结构化中医药知识库和本地化中医诊疗数据为基础，采用人工智能、大数据、自然语言分析等信息技术，以临床指南、中医教材、药典、名医医案、期刊文献等权威文献为基础，建立"症候—（病-证）—方—药—适宜技术"中医智能诊疗模型，模拟中医诊疗过程，智能化推荐中医诊断（病、证）和诊疗方案（方剂、中成药、适宜技术、名医医案），供医生临床决策参考，提升医生诊疗能力和诊疗效率。

（4）开展满意度调查与回访跟踪病情

武汉市第一医院在诊后对患者开展满意度调查，患者可对线上服务进行评分并填写评价意见，不断聆听患者意见与建议，有助于促进服务提升及功能改进；同时对患者进行回访，持续跟踪患者病情。

（5）应用患者用药管家指导患者用药

武汉市第一医院智能用药管家系统与互联网医院平台融合，以微信公众号消息推送的方式为患者提供用药指导服务，便于患者在诊后关注西药、中药、中成药的用法、用量、使用注意事项等信息，同时对患者开展药效跟踪、药师咨询等服务，在诊后通过一系列用药指导，保障线上复诊患者用药安全，降低用药事故发生率。

（二）开展线上中医药特色服务

武汉市第一医院作为中西医结合医院，充分发挥中医药特色，开展多种具备中医药特色的线上服务，同时与线下中医适宜技术相结合，不断丰富中医药服务内涵，满足患者需求。

1. 开设自制药复诊专区

武汉市第一医院共生产98种特色自制剂，其中大部分来自本院名老中医的经验方，代代相传至今，具有疗效明确、价格低廉的特点，广受患者青睐，为此武汉市第一医院开通自制药复诊专区，复诊患者可在专区自助选取拟开具复诊药品，将其作为诊前信息提交给医生，医生在问诊中根据患者病情及用药诉求实际开具药方，更加方便患者取药，满足患者对自制药的需求。

2. 开设名中医专区

武汉市第一医院全力发展线上中医药事业，在线上打造"名中医专区"，每日均安排一位名中医专家线上坐诊，向患者提供传统中医服务及中医药服务。

3. 开展中药代煎配送服务

武汉市第一医院除配送规格为小包装、颗粒剂的中药外，还提供中药代煎配送服务。考虑到代煎药品易破碎、易腐败的特殊性，线上医生在开具前会先和患者确认代煎药品配送范围，目前武汉市三环内的患者才可开具，同时提示患者不宜开具长处方，用药周期一般在7天内，夏季高温天气时，药品包装将改为冷冻包装保障药品品质，其他季节保持常态包装配送。

4. 开展中药特色膏方服务

武汉市第一医院在线上开展特色膏方服务，膏方适用于慢性病人的调治、亚健康者的调节、老年人的调补、女性的调理及儿童的调养。复诊患者首先在线上由名中医结合患者体质、病情为患者在线上开具"开路方"，调理患者脾胃，提高后续膏方疗效，之后患者转到线下专家门诊进行二次复诊，正式开具特色膏方处方，通过一前一后、线上线下两次用药，能够显著提升膏方疗效。

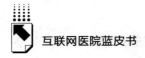

5. 发展"线上+线下"中医适宜技术

武汉市第一医院将中医适宜技术与互联网诊疗相结合，医生可在线上开具部分中医适宜技术处方，如针刺、艾灸、拔罐、刮痧、中药内服、中药熏蒸、中药药浴、推拿、按摩等，方便患者进行中医治疗；同时将线上服务与武汉市第一医院特色中医活动相结合，在冬病夏治"江城敷贴"中医健康养生文化节中，由中医在线上开具膏方医嘱，患者在线下进行冬病夏治三伏贴穴位贴服治疗，达到防治冬季易发疾病的目的。

6. 开展中医治未病健康管理

武汉市第一医院在互联网医院开设治未病科，秉承"未病先防，已病防变，有病阻重，瘥后防复"的理念，提倡"因人制宜"，以"线上+线下"相结合的方式打造疾病早期预防、疾病中期治疗、疾病后期调养等全方位、全疗程管理诊疗新模式。亚健康患者可在线上进行健康咨询，医生将根据患者病情、健康状态开展中药调养、中医经络检测、中医经络治疗等项目，为亚健康人群及有治未病保健意识的健康人群提供专业的中医适宜技术调养，利用中医手段阻止各类疾病的加重及复发。

（三）开展多种线上便民服务

武汉市第一医院始终将患者的需求放在首位，通过不断深化覆盖诊前、诊中、诊后的线上就医服务，开展多种满足就医群众的实用便民服务，依照患者需求制定个性化的线上就医服务。

1. 深化线上就医服务

武汉市第一医院线上门诊固定排班，服务更加稳定且有规律，患者可提前预约挂号；细分多种号源，开设线上普通号、专家号、专病团队号，团队号由科室权威专家领衔、多名相关领域医生组成的针对疑难专病的医生团队提供，以此满足线上患者的不同层次需求；应用预问诊，患者在诊前填写问诊单，生成诊前病历供医生快速掌握病情，提高问诊效率；丰富线上应用，上线检查预约、报告查询等功能。

2. 扩展线上便民服务

武汉市第一医院优化线上结算与报销，上线重症开药专区，提供自费、职工医保结算方式，为患者提供电子发票与电子清单，满足患者报销需求；将就诊信息、病历文书全程电子化，患者只凭手机即可在医院线上、线下全程就诊，真正将互联网医院装进患者"口袋"；上线全流程消息提醒，包括线上就诊、过号、待缴费、物流配送提醒，患者能随时了解就诊进度。

3. 开展线上个性化服务

针对急诊、常见慢性病患者的需求，武汉市第一医院开通动脉硬化无创筛查、急性中风线上绿色通道，上线多种专科渠道；针对患者院外用药需求，上线基于区块链的处方流转服务，由院外药房品种扩增医院药品目录，目前院外目录品种达 1300 余种。

4. 实现无障碍沟通

武汉市第一医院全程提供线上客服咨询服务，实时回复问题，做到有问必答，有事必解；诊前客服可提供导诊服务，诊中患者在候诊间可查询排队情况并完成预问诊，诊后客服将进行回访服务，通过与患者之间无障碍沟通，不断收集患者建议与意见，推进线上功能不断完善，更好满足患者需求。

5. 加强患者管理

武汉市第一医院开展以患者为中心的 CRM 客户管理，根据患者的疾病特点，推送不同的健康宣教及公益活动信息，旨在提升患者的依从性及用户黏性；常态化开展线上义诊活动，弥补线下义诊的短板，通过微信公众号精准推送消息的方式，将各科室的义诊主题精准推送给不同疾病的复诊患者，让患者足不出户便可感受到义诊带来的实惠，同时扩大科室的线上服务影响力。

（四）严抓线上服务质量

互联网诊疗作为武汉市第一医院主体医疗服务的延伸，其质量与安全也是服务提供的首要基础与前提，武汉市第一医院通过监管业务流程、提升线上诊疗质量、管控线上诊疗行为三个方面保障互联网医院服务质量。

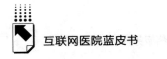

1. 监管线上业务流程

武汉市第一医院围绕线上就诊全流程，建立全周期的监管机制。在诊前严格线上医务人员准入，建立日常培训、考核及准入、准出制度，同时接诊前进行 CA 身份认证，确保医生本人接诊；在诊中，对接诊过程进行音视频录制，对电子病历填写与诊断、开医嘱之间进行关联控制，保障电子病历填写完整；在事后回溯医生线上接诊记录，进行综合评价，内容包括满意度、电子病历质量等。

2. 提升线上诊疗质量

武汉市第一医院实现线上、线下同质化医疗质量管理，通过三个方面保障诊疗质量。一是对病历文书进行管理，包括电子病历完整率、终末电子病历质控与病历内涵质控等；二是对患者反馈、投诉进行管理，通过回溯接诊过程分析具体问题，包括医德医风、医疗专业性及合理性等；三是对药品处方进行管理，对电子处方通过事前合理用药、事中药师实时审方、事后抽样处方点评进行全流程管理。

3. 管控线上诊疗行为

武汉市第一医院自研互联网医院管控平台，对线上关键诊疗行为进行事中、事后管控。图文问诊主要监管未接诊、患者候诊超时、医生回复条数不达标、医生平均回复间隔超时 4 种行为，视频实时问诊监管患者候诊间超时、超时未接诊行为。诊中若医生行为越界或不达标则会触发行为阈值，系统将以微信消息、短信、AI 电话实时通知督促医生尽快完成该类行为；诊后由系统对各项行为指标进行趋势分析，各项行为指标与医生、科室考核挂钩。

（五）强化互联网医院运营管理

1. 成立独立部门保障互联网医院可持续发展

武汉市第一医院设置独立部门负责互联网医院总体运营，综合协调各个部门参与互联网医院建设。一是制定并落实互联网医院的各项制度与工作流程，保障线上医疗质量；二是处理各类日常问题，完成患者日常问题咨询与投诉受理；三是建立患者沟通渠道，根据患者需求创新服务，不断优化打磨现有流程；四是不断深化宣传与推广，打造特色互联网医院品牌。

2. 健全互联网医院管理体制

武汉市第一医院出台医、护、药师线上准入与资质审核标准，线上接诊规范，线上用药规范，用户使用条例，医疗质量控制，线上监管等一系列规章制度，规范线上医疗行为、保障医疗质量。

3. 建立绩效考核激励机制

武汉市第一医院建立互联网医院绩效考核标准与绩效考评办法，从医生工作量、接诊响应效率与患者满意度 3 个维度对医生进行综合评定，同时将互联网诊疗纳入科室年度绩效工作目标。

4. 实现临床科室线上、线下一体化排班

不同于传统互联网医院图文问诊医生自由上线模式，武汉市第一医院着重打造"多维度即时通信线上问诊模式"，实行线上、线下一体化排班管理，线上排班每周固定化，患者可提前 7 天预约挂号，医生按照既定排班线上坐诊，服务更加稳定有规律，有利于线上服务模式的稳步形成。

5. 加强培训管理

武汉市第一医院由互联网医院运营管理部对各科室医生开展日常培训，内容包括新功能培训、新流程的讲解与使用；同时各临床科室召开质控会、业务发展座谈会，开展科室帮扶计划，推动各科室线上业务不断发展。

6. 建立成熟的业务推广与策划机制

由互联网医院运营管理部牵头，与宣传处等职能科室共同策划，举办线上义诊、线上健康讲堂等活动，推送公众号科普软文，引导复诊患者来互联网医院就诊。

7. 全面开展宣传工作

一是在全院范围内投放宣传物料，包括易拉宝、贴纸等，院内互联网医院随处可见，形成线上就诊宣传氛围；二是在报刊、广播、电视等传统媒体上宣传；三是在微信视频号、微博、网站等新媒体上宣传。自互联网医院运行以来累计宣传 314 次。

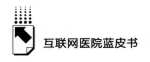
四　建设成效

（一）概述

截至 2022 年底，武汉市第一医院互联网医院参与线上接诊的科室有 45 个，线上注册医师有 770 名，审方药师有 22 名，设置独立的线上、线下一体化诊室 67 间，患者单次线上就诊时长保持在 7 分钟左右。2022 年，诊疗量为 35.4 万人次，开具处方 19.3 万个，配送药品 12.9 万单，覆盖全国 31 个省级行政区，日均诊疗量为 970 人次，单日最高突破 2200 人次，日均配送药品 354 单，单日最高近 900 单，相当于一家县级三甲医院诊疗量。①

（二）线上门诊情况

2020~2022 年线上门诊量为 645564 人次，2021 年增速为 349.41%，2022 年增速为 48.64%。2020~2022 年线上门诊量稳步攀升，稳中求进（见图 1）。

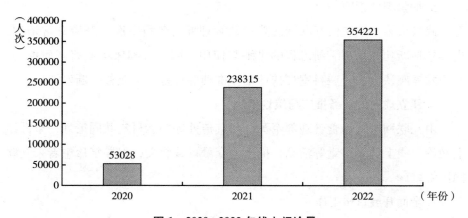

图 1　2020~2022 年线上门诊量

资料来源：本单位内部数据。

---

①　资料来源：本单位内部数据。

（三）线上开具处方情况

2020~2022年开具线上处方355811单，2021年线上处方同比增长1330.50%，2022年同比增长28.00%；线上中医处方数累计73386单，2021年线上中医处方数同比增长1073.03%，2022年同比增长17.65%（见图2）。

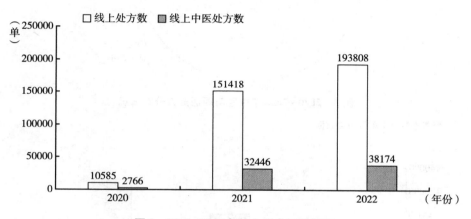

图2 2020~2022年线上处方开具情况

资料来源：本单位内部数据。

（四）中药、西药处方开具情况

2020~2022年线上中医处方和西医处方比例为1：3.85，中医处方占总处方数的比例为20.62%，可见患者对中药具有一定的需求（见图3）。

（五）线上药品配送情况

2020~2022年配送药品237461单，2021年同比增长1215.55%，2022年同比增长29.12%（见图4）。

（六）线上药品配送区域分布

武汉市、湖北省内（除武汉外）、湖北省外配送比例大约为4：2：4，

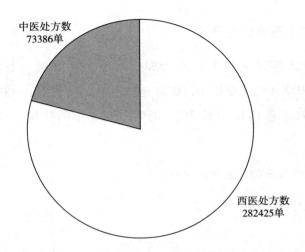

图3　2020～2022年中医与西医处方分布情况

资料来源：本单位内部数据。

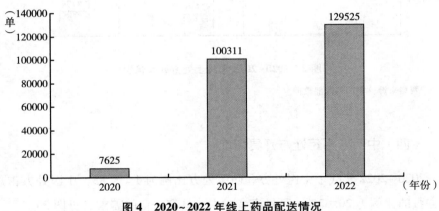

图4　2020～2022年线上药品配送情况

资料来源：本单位内部数据。

外省患者需求近4成，配送范围覆盖全国31个省级行政区（见图5）。武汉市第一医院一方面通过互联网医院建设扩大了医院服务半径，优化了医院医疗资源配置，为医院发展提供了新契机，提升了医院整体服务水平；另一方面从多个维度切实提升患者就医体验，主要体现在以下几个方面。

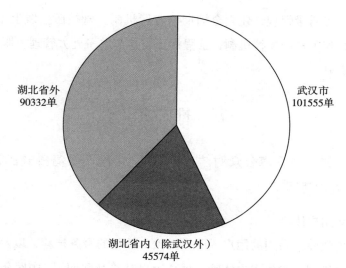

湖北省外
90332单

武汉市
101555单

湖北省内（除武汉外）
45574单

图5 2020~2022年线上药品配送区域分布

资料来源：本单位内部数据。

1.患者线上就诊体验提升

武汉市第一医院通过模拟线下接诊场景，使线上问诊流程无限接近于线下，让患者享受沉浸式线上就诊体验；同时，辅医在诊中的介入、全流程的客服服务与反馈让患者沟通无阻碍，患者就医体验得到提升。

2.全方位满足患者需求

首先，武汉市第一医院以患者需求为根本出发点，通过拓展服务广度与深度，向患者提供一站式服务，线上服务能够满足患者在诊前、诊中、诊后不同场景的需求，使线上诊疗变得更加实用、高效、方便、快捷；其次，武汉市第一医院将线上、线下服务进行融合，以全生命周期健康管理的模式向患者提供服务，整体服务水平得到提升；最后，武汉市第一医院自制药广受患者青睐，配送药品中自制药占总药品比例为75%，充分发挥出中医药应用于慢病诊疗的服务特点。

3.服务效率与质量提升

武汉市第一医院通过创新服务模式，优化服务内涵，简化流程节点，加

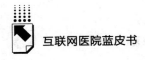
强互联网诊疗质量管理，建立全周期的监管机制，管控医生线上诊疗行为；建立与考核相关联的质控机制，加强病历质控与电子处方管理，服务效率与质量得到提升。

五 推广建议

（一）进一步提高公众对"互联网+"中医药服务模式的认识，提高其接受度和使用率

1. 优化用户体验

通过构建简洁易用的用户界面，提供个性化的服务推荐，以及设置友好的用户反馈机制，优化用户体验，提高用户对"互联网+"中医药服务的认识和接受度。

2. 普及"互联网+"中医药知识

通过媒体、网络、公开课等各种方式进行宣传和教育，让公众更好地理解和接受"互联网+"中医药服务模式。

3. 建立信任机制

建立透明的服务流程和严格的医疗质量控制系统，保障线上医疗服务的质量和安全性，增强公众对"互联网+"中医药服务的信任感。

4. 保障数据安全

数据安全是"互联网+"中医药发展的重要前提，一方面需要确保用户的个人信息和医疗数据的安全，防止数据泄露和滥用；另一方面需要保障数据的准确性和完整性，以确保在线问诊的有效性。

（二）进一步完善中医药知识库和中医辨证论治辅助系统等工具，以提高服务质量和效率

1. 更新迭代知识库

不断更新和丰富中医药知识库的内容，包括最新的医疗研究成果、临床

试验结果、患者案例、药物信息等，并通过专家审核保证信息的准确性和权威性，从而提高知识库的服务和决策能力。

2. 优化中医药知识库的结构和检索机制

根据中医药特点优化知识库结构，如新增中医病症、中医证型、中药材、配方、治疗方法等；同时优化检索机制，提高检索的准确性和效率。

3. 完善中医辨证论治辅助系统的功能

根据临床需求新增辅助功能，如自动辨证、智能推荐治疗方案、模拟中医治疗效果等。同时，优化现有功能，提高辅助系统的准确性和效率。

4. 构建更加智能化和个性化的系统

利用人工智能技术，如机器学习、深度学习等，提高系统的智能化水平。应用机器学习和深度学习发现数据之间的隐藏模式，预测疾病的发展趋势，提供最适合的治疗方案；应用自然语言处理技术改进系统的查询能力，让用户更方便地获取所需信息；根据用户的个人信息和健康状况，提供个性化服务。

5. 提高辅助系统的易用性和互动性

设计简洁易用的用户界面，提供友好的用户反馈机制，增强系统的易用性和互动性。

（三）持续创新，不断丰富"互联网+"中医药服务模式，以满足公众多元化需求

1. 开展不同人群的定向服务

针对不同的用户群体，比如老年人、青少年、职场人士、慢性病患者等，提供定制化的线上中医药服务，例如个性化的咨询服务、慢病调理方案及配送多种包装形式的中药品等。

2. 开展个性化服务

基于各类用户需求的研究，推出个性化的中医药服务，例如为不同的病症、体质提供定制化的药方和治疗方案，或者提供个性化的健康管理和预防服务。

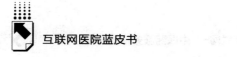

3. 建立多元化的合作模式

与其他医疗机构、养老机构、企业和社区等合作，共同开发和推广新的服务模式，例如与养老机构合作，推动医养结合；与企业合作，为企业员工提供远程医疗服务，全面提升员工就医购药的便捷性。

六　讨论

（一）"互联网+"中医药服务的优势和挑战

"互联网+"中医药服务利用互联网技术和平台，将中医药的理论、诊疗、药物、服务等与现代信息技术相结合，形成新的产业模式和服务模式。其优势包括以下几个方面。一是提高中医药服务效率，借助互联网实现在线预约、在线诊疗等，大幅提高医疗服务效率，减少患者等待时间。二是提高中医药服务质量，利用信息化与互联网提升传统中医服务质量，如精确的药物管理、患者病历电子化等，提高诊疗准确性。三是提升中医药的普及率和影响力，通过互联网可以把中医药知识、健康咨询等内容传播到更广阔的人群，增进公众对中医药的了解和认知。四是有利于数据积累和挖掘，互联网技术可以帮助中医药行业收集海量数据，为疾病发病规律、药品疗效等研究提供数据支撑。

同时"互联网+"中医药服务也面临挑战，一是中医诊疗的特殊性，中医药的辨证论治、个体化、经验性等特点使其难以与互联网技术完全融合，中医药的特色和复杂性需要更专业、更个性化的信息系统，这可能影响"互联网+"中医药的实施效果；二是社会认知和市场需求不足，公众对"互联网+"中医药的了解不深、缺乏信任，患者对中医药的疗效存在疑虑，这可能限制"互联网+"中医药服务模式的发展和推广。

（二）"互联网+"中医药服务的发展趋势预测

一是提高了中医药服务的可及性和普惠性。通过互联网技术，可以实现线上诊疗、在线问诊、电子处方、药品配送等功能，使中医药服务不受地域、时间、资源等限制，扩大了中医药服务的覆盖范围和受众群体，满足了不同层次和需求的患者。

二是提升了中医药服务的质量和效率。通过互联网平台，可以实现中医药专家的资源共享、知识传播、经验交流等功能，促进了中医药学术发展和创新，提高了中医药诊疗水平和能力。同时，通过互联网技术可实现对中医药数据的收集、分析、应用等，为中医药服务提供科学的依据和支撑，提高了中医药服务的精准度。

三是拓展了中医药服务的内容和形式。通过互联网技术，可以实现中医药健康管理、健康教育、健康咨询等功能，为患者提供全方位、全周期的中医药服务。同时，通过互联网平台，可以实现中医药文化的传播、推广、交流等功能，为患者提供多样化的中医药服务。

综上所述，"互联网+"中医药服务模式有利于推动中医药事业的发展和创新，为患者带来更多的福祉和便利，我们相信，"互联网+"中医药服务模式将成为中医药服务的重要组成部分，为推动中医药现代化做出贡献。

B.11
苏州市立医院基于价值共创的
"互联网+健康管理"服务模式
探索和实践

闵　寒　柳维生　王　怡　赵　凯　赵春华*

摘　要： 传统的健康管理模式已很难满足居民对高质量健康管理服务的需求，《"健康中国2030"规划纲要》提出要发展基于互联网医疗的健康管理服务。本报告梳理了"互联网+健康管理"的建设背景和政策体系，从"互联网+"、价值共创和数据价值的角度分析了"互联网+健康管理"建设思路。在现有条件下探索一种适合于大部分综合性公立医院的、可持续发展的"互联网+健康管理"服务模式。阐述了医院在探索创新"互联网+健康管理"中做出的积极尝试，选取了3个典型案例：基于医疗价值的运营体系建设、分级诊疗制度下的服务体系构建和儿童陪伴式健康管理。从实践中总结当前"互联网+健康管理"服务模式建设中存在的问题，并据此提出对策建议。

关键词： "互联网+健康管理"　价值共创　苏州市立医院

---

* 闵寒，临床医学博士，苏州市立医院院长助理，硕士研究生导师，主要研究方向为互联网医院管理、健康科普等；柳维生，苏州市立医院北区信息科主任，主要研究方向为医学信息管理、互联网医疗等；王怡，苏州市立医院互联网医院事业处副处长，主要研究方向为互联网医疗管理、公共管理等；赵凯，主任医师，苏州市立医院本部儿科副主任，主要研究方向为儿科健康管理、儿科互联网诊疗等；赵春华，苏州市立医院大数据中心人员，主要研究方向为卫生健康信息化、慢性病管理等。

一 建设背景

（一）政策背景

健康管理以"治未病"为指导思想，运用医学干预技术、管理学等相关理论和方法，对人体进行健康监测、评估和医学干预，从而实现健康管理和及时发现或消除健康影响因子。中国也在快速步入老龄化社会，2019年我国有2.5亿名老年人，预计到2040年，我国60岁以上的人口将达到4.02亿人，占总人口数的28%，这对传统健康管理提出了巨大的挑战。2017年中共中央、国务院印发的《"健康中国2030"规划纲要》提出，要发展基于互联网医疗的健康管理服务。2021年国务院印发《关于推动公立医院高质量发展的意见》指出，推动云计算、大数据、物联网、区块链、第五代移动通信（5G）等新一代信息技术与医疗服务深度融合。大力发展远程医疗和互联网诊疗。公立医院如何利用自身学科优势，借助信息化手段打好"互联网+健康管理"的组合拳，成为落实《"健康中国2030"规划纲要》的重要方向。

2018年国务院办公厅发布《关于促进"互联网+医疗健康"发展的意见》，国家卫生健康委员会、国家中医药管理局发布《互联网医院管理办法（试行）》。2019年国家医疗保障局印发《关于完善"互联网+"医疗服务价格和医保支付政策的指导意见》。2020年国家医疗保障局办公室印发《关于全面推广应用医保电子凭证的通知》等文件。从政策层面上对互联网医院建设标准、服务规范、支付方式等多方面提出了具体要求，为"互联网+健康管理"的落实提供了依据。尽管如此，这一模式也面临一些困扰，例如，服务价格机制和医保支付制度还有待完善、与穿戴设备适配的全周期健康管理能力不足、分级诊疗政策的出台、医生服务积极性不高等。在现有条件下探索一种适合于大部分综合性公立医院的、可持续发展的互联网医院运营模式是苏州市立医院构建"互联网+健康管理"服务模式的初衷。

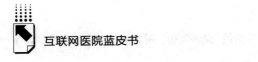

（二）政策依据

除参照国家相关文件要求外，2018 年江苏省印发了《关于制定部分"互联网+"医疗服务项目试行价格的通知》。2019 年，江苏省卫生健康委员会印发了《江苏互联网医院建设标准与规范》，为江苏省互联网医院的建设提供了依据。2021 年，江苏省医疗保障局发布《关于优化医保领域便民服务的实施意见》，为"互联网+医疗健康"移动支付提供了依据。

省内互联网医院建设模式主要有 3 种：自建模式、共建模式和平台模式。自建模式和平台模式采用得比较多。2019 年底，苏州市立医院采用自建模式取得互联网医院牌照，并按规范接入"省互联网医院监管平台"。医院依托"江苏省医保云"实现医保移动支付，但与省内大部分医院一样，互联网医院尚未实现医保移动支付功能。

（三）医院情况

苏州市立医院是南京医科大学附属医院，是一所集医疗、教学、科研、预防和保健于一体的三级甲等综合医院。2022 年，医院年门急诊量为 431.2 万人次，出院病人为 14.2 万人次，手术为 6.0 万例。现有国家重点实验室分中心 1 个，省级临床重点学专科 21 个，市级临床重点学专科 32 个。目前，互联网医院开放科室 34 个，覆盖各区线下科室。医院全科医学科为江苏省医学重点学科，医院信息部（大数据中心）为苏州市卫生信息学会副会长单位、苏州市医学重点扶持学科。医院分别于 2019 年和 2020 年通过电子病历系统功能应用水平五级医院评价和国家医疗健康信息互联互通标准化成熟度四级甲等评测。医院与市区多个社区卫生服务中心和社区卫生服务站实行一体化管理，建立了区域影像信息平台、远程会诊中心和社区卫生临床检验集中检测中心。

二 建设思路

（一）"互联网+"：业务、技术、管理

近年来，随着健康中国战略的深入实施，人民群众生活品质不断提升，对医疗服务的质量有了更高的期待和要求。现有的医疗服务模式在时间和空间上受到很大限制，不能满足高质量发展的要求。针对就医流程中的痛点和难点，通过线上线下服务的打通、用互联网思维改造业务流程，提高医院医疗资源的可及性成为一种较好的发展路径。例如，将检验检查开单预约前移至互联网医院端，患者到院后即可直接进行相关检验检查。结束后，患者不用在院等待，在家中通过互联网医院查看报告、线上复诊，必要时再预约线下就诊，做到服务闭环，实现互联网诊疗与实体机构诊疗服务的同质化，让互联网诊疗回归"严肃医疗"的本质定位，真正实现与线下医疗服务无缝衔接，提升效率，优化对医疗资源的配置利用。

可穿戴设备、5G、人工智能、大数据等新兴技术的发展，帮助互联网医院突破技术瓶颈。例如，血糖自我监测在糖尿病患者或可疑糖尿病患者的健康管理中发挥着重要作用，内分泌科也是互联网医疗需求的重点科室，但目前因血糖数据与其他医疗服务的整合度不高，限制了血糖监测的互联网化。从21世纪初开始，血糖监测的可穿戴设备进入市场，随着传输技术的进步，该设备越来越得到医疗界的认可。特别是伴随人工智能和大数据技术的应用，数据价值得到充分发挥，中医"治未病"的理念逐渐融入"互联网+健康管理"服务模式。

互联网医院的建设不仅是一项技术工作，而且是一项医院管理工作。需要用互联网和大数据的思维重新思考互联网医院的管理方法，尽量不增加现有管理成本。例如，对医生服务质量的管理。现在往往采用有无投诉或满意度调查问卷这一类事后干预手段，难以真正降低投诉率、提高患者满意度。在互联网医院建设的原则上，通过服务质量数据（回复速度、接诊人数、

好评率等）进行管理：数据展示给患者作为选择依据，系统通过数据对医生进行动态排序，质量数据与绩效考核挂钩等，通过这种方式促使医生主动提高服务质量，患者的投诉也相应减少。

（二）价值共创：患者、医生、医院

价值共创是 21 世纪初提出的一种理论，企业未来的竞争将依赖于一种新的价值创造方法——以个体为中心，由消费者与企业共同创造价值。基于此，"互联网+健康管理"的建设思路需要从患者、医生、医院三方面来考虑。

患者作为主要的需求群体，只有当这一平台有其独特优势时才会吸引他们去使用。这种优势的构建不能局限于技术本身，要放在优化业务流程上。例如，患者在进行配药、预约检验检查前，医院能预先提供项目清单；患者复诊前，医院提供各种诊疗信息，方便患者找准医生；互联网医院通过设置"儿科专区""孕妇专区"等，让患者更快找到医生。

医生作为服务输出的主体，其价值要重点考虑。互联网医院作为流量平台的一种，同样具有"放大器"效应，医院可以借此发挥品牌效应，有了好的品牌，就会有更多的患者和经济收入。建立基于"数量+质量"的绩效考核制度，能充分调动各职称段医务人员的积极性；建立自主排班制度，在不影响日常工作的前提下，医生可自由选择接诊时间，把主动权交给服务提供者；建立多平台引流机制，接入诊后随访、科普平台、流量平台等流量入口，同时反哺线下；建立患者评价制度，通过综合评分动态排序、好评置顶和患者推荐等功能，促进出诊医生内部良性竞争。通过以上措施，激发医生的主观能动性，让医生逐渐享受到"流量红利"，鼓励其主动服务，打造个人品牌、科室品牌。

医院作为互联网医院的建设主体，其价值往往被忽略，造成发展不可持续的问题。医院通过"互联网+健康管理"服务可以赢得好声誉，吸引更多患者，但这远远不够。需要把互联网医院作为媒介，接入线下的优质医疗和服务资源，线上和线下真正打通，最大限度发挥互联网医院的优势，为患者提供全方位的医疗服务。而这种打通，需要在互联网医院建设前规划，对线下的业务系统进行改造以适配互联网医院。同时基于进修或多点执业政策，三级医院和基层医院医生组建家庭医生团队，提供扁平化医疗服务。不仅有利于基层医生的技能培养，而且有利于家庭医生签约、分级诊疗和双向转诊等政策落地。

（三）数据价值：标准化、智能化、集成化

"互联网+健康管理"离不开数据的支撑，高质量的数据应用不仅能优化业务流程，更能为患者提供多元化的服务。利用大数据进行健康管理，首先要建立相应的数据库，实现对信息的全面采集、存储、管理和应用。全面信息采集能够建立全面的个人健康档案，为健康管理需求者的健康发展提供帮助。为实现全面信息采集的目标，数据的来源将多元化，不仅是线上、线下就诊的医疗数据，还有可穿戴设备等第三方数据。因此，这些数据的标准化就显得尤为重要，这也是可穿戴设备发展的一个瓶颈。数据标准化是一个较为漫长的过程，因此，基于国家标准对医疗核心数据进行标化是在互联网医院建设初期就需要考虑的问题。

有了高质量的数据后，就需要考虑基于业务和管理需要的大数据应用。例如，通过对这些数据的分析，互联网医院可实现对人们健康状况的评估，建立预测模型，从而对健康风险进行监控。例如，通过对产出要素的数据（好评率、回复速度、接诊量）进行分析，可以更全面地评估医生的服务质量，从而对医生进行柔性"奖励"和"惩处"。通过大数据的标准化集成和应用，能有效减少人力成本，提供智能化服务（业务和管理），充分发挥大数据的价值。

三 亮点做法

（一）健康管理降本增效：基于医疗价值的运营体系建设

随着患者需求的不断提高，健康管理逐步成为医院服务的重要内容。但

传统的健康管理模式需要医院大量的人力、物力和财力支持，收益却十分微薄。价值医疗指通过改革医疗服务提供体系，同时实现三个目标：更好的医疗服务、更高的健康水平，以及更加可负担的医疗成本。在互联网医疗实践中，价值医疗旨在建立线上医疗服务和患者健康结果之间的有效联系，从而实现以服务量和盈利为目标，向以患者健康结果为目标的转换。因此，借助运营体系的建设实现医疗价值最大化，降低医疗成本，推动线上医疗可持续发展。

1. 降低管理成本，运营不再成为包袱

首先，在制度上进行优化。医院制定了《互联网医院运行管理制度》，明确了医院各相关部门在互联网医院运行中的职权，并设定沟通协调机制，采取扁平化的管理模式，提升日常管理工作效率。其次，对组织架构进行调整，新增"互联网医院事业处"专门负责协调互联网医院建设发展，不打破医院现有的组织架构，把互联网医院管理工作拆分融入医院现有的日常工作，避免因涉及部门太多而在划分责任归属时产生推诿。事业处仅有2人，负责互联网医院业务的日常管理以及统筹协调工作。医务部、药学部、信息部、门诊办、考核办和质管办等共同参与互联网医院建设管理，例如线上的医师资质审核、药品维护、系统维护等工作仍由原相关部门负责。最后，采用敏捷开发的方式分步完成支持多院区的系统开发，快速搭建开发环境，构建良好的协作机制，严格控制软件版本，灵活高效地完成开发。

2. 创新管理制度，激发医生参与热情

为让医生从互联网医院获得报酬，同时在名誉上有所收获，使个人价值得到体现。医院从准入、排班、绩效和推广四个方面进行了创新实践，给予出诊医生一个公开公平地展现自我能力的平台，在医生之间起到激励和促进作用，使医生的服务意识得到增强，服务质量得到保证。同时给予广大群众快速熟悉了解医院的机会，降低问诊的试错成本，让患者更愿意使用互联网医院。

互联网医院是一个提供医疗服务的云平台，在平台上不同的诊疗科室就像入驻的不同类型的医疗服务"网店"，每个医生则是该网店的"店主"。

互联网环境中广大患者对医生的资质和口碑十分看重，因此对医师资格和医德医风进行审核，准入时保证出诊医生的资质和品质，降低初始上线投诉率，保证平台的声誉。线上问诊的排班制度和其他互联网医院的有所不同，并非采用坐诊排班制，而是借鉴社会化平台的有效做法，采用弹性排班，医生可自行安排线上出诊时间段，充分利用碎片化时间，随时随地为患者进行线上咨询问诊服务。医生可免费增加回合数，与社会化平台付费增加回合数的做法不同，充分体现公立医院的公益性。医院设计了针对互联网诊疗的绩效考核指标体系。考核办法包括接诊量、及时性、患者评价等指标，重视患者反馈，树立良好的服务口碑，在保证线上医疗服务质量的同时，逐步提高医生的线上绩效比例。鼓励医生积极参与的同时保证线上服务品质。另外，在每月上旬根据指标评选上月的线上服务之星，向线上患者优先推荐口碑好的医生。

3. 价格驱动服务，优化配置医疗资源

优质的医疗资源具有稀缺性，互联网诊疗的便利让患者与医生可以实现"空中对话"，让患者对优质医疗资源触手可及，但医生的服务难度和劳动付出却高于线下。如果公众的获取成本极低，则可能会经常发生轻病高频、长期占用线上号源等问题，真正需要得到诊治的疑难病例却无法体验到线上诊疗服务。优质医疗资源不能发挥其应有的价值，是对资源的极大浪费。另外，长期的"免费"服务会加重医院运营管理负担，医生和医院提供服务的能动性受损。因此，必须坚持价格驱动服务，按照省物价相关文件的规定，给与医生自主定价权。这有助于体现医生的价值，推进优质医疗资源在线上的布局，还可避免过多"免费医疗"带来的资源无序占用、低效利用问题，推动互联网诊疗可持续发展。

4. 提升使用体验，注重反馈并持续改进

借鉴评价类互联网应用的成功经验，在互联网医院中引入患者评价体系，每位患者在结束问诊后可以就医生的医疗服务质量、服务态度、到岗准时与否、回复及时性给予医生星级打分和标签评价，也可输入文字进行评价。事业处会定期收集评价信息，通过反馈，找出差评的共性部分，或协同

相关部门进行机制、技术等方面的改进，或加强培训、跟踪回访，形成管理闭环。评价对外公布，患者在互联网医院选择医生的时候，可以看到该医生的服务平均星级，和以往的评价记录，以此促进医生服务技能和服务水平的提高。对于要求退号的患者，系统要求其必须填写退号原因，医院收集相关反馈信息，并通过回访了解患者线上就诊行为，并进行针对性的优化。

建立专属反馈社区，配备独立工作群，方便医生遇到问题及时反馈，并形成互帮互助模式，一方面快速收集应用端的问题，另一方面给其他医生提供解决方案。从建群初的20多人发展到如今的400多人。为患者提供"电话端+微信端"双端客服机制。电话客服可以解决急、难问题以及帮助老年人进行线上问诊，微信客服则能更方便地收集患者端的问题以及更直观地给予患者操作指导。通过患者端客服的运行，微信客服已累计回答患者提问上千条。

（二）"互联网+全程健康管理"：分级诊疗制度下服务体系构建

1."互联网+"与传统健康管理模式间的互补与冲突

传统的健康管理模式面对不断增加的慢性病患者，"供需不平衡"导致优质的医疗资源无法满足巨大的慢病健康管理需求，加上基层医疗卫生机构设备落后、医务人员少、信息化水平低、数据不连通和不共享等问题日益突出，严重影响慢病管理。仅依靠患者的自觉性来治疗慢性病并非长久之计，患者需要合理的管理模式来加强自我管理。在"互联网+"医疗不断发展的背景下，近年来互联网平台已成为衔接居民与家庭医生的纽带，特别是在移动互联网、大数据、人工智能等信息技术的支撑下，慢病管理服务能力得到加强，逐渐向个性化和精准化转变。

由于目前我国互联网医院大都是基于二级及以上医院建设的，"互联网+"一定程度上冲击了我国分级诊疗制度，某种程度上跨越了基层首诊制度，直接将基层全科病人吸引到大型医院专科治疗，忽视了双向转诊制度，与分级诊疗政策产生了矛盾。因此，基于分级诊疗开展"互联网+全程健康管理"对健康管理服务的发展有重大意义。

2."互联网+全程健康管理"服务模式的定位

家庭医生签约服务是提供健康管理的主要方式,也是分级诊疗制度中基层全科医师提供的重要服务内容。参考 2022 年 3 月《关于推进家庭医生签约服务高质量发展的指导意见》,国家对加强家庭医生签约服务提出了"全专结合"的新要求和新方向:积极引导符合条件的二级、三级医院医师加入家庭医生队伍,加强全科和专科医生的协作,增强签约服务的连续性、协同性和综合性。将一定比例的专家号源、预约设备检查等医疗资源交由家庭医生管理支配,方便经家庭医生转诊的患者优先就诊、检查、住院,共同做好家庭医生签约服务。在"互联网+"方面,提出基于区域全民健康信息平台,搭建或完善家庭医生服务和管理信息系统,加强区域健康信息互通共享,打通家庭医生服务和管理信息系统与医疗机构诊疗系统、基本公共卫生系统间的数据共享通道,积极推广应用人工智能等新技术。由此可见,全专结合的家庭医师签约服务是开展基于分级诊疗的"互联网+全程健康管理"的关键。

3."互联网+全程健康管理"服务模式的建设路径

根据国家政策和医院现实状况,积极构建分级诊疗制度下"互联网+全程健康管理"服务模式,以现有的互联网医院为基础,借助苏州区域健康数据协同功能,以及可穿戴设备等技术建立全专结合模式下"互联网+慢性病管理"信息化平台。构建"物联网+互联网医疗+大数据"的智慧医疗服务平台,促进"互联网+"服务延伸至基层医疗卫生机构,为患者提供线上线下一体化的就医服务,推动三级医院的医疗资源(检验检查、床位资源等)下沉基层,并通过可穿戴设备等技术构建线上慢病管理、双向转诊等服务闭环,真正实现全程健康管理。

为确保"互联网+慢性病管理"信息化平台能够有效运行,医院以全科医学省级重点学科为基础,凭借互联网医院的优势,依托全科进修学院探索构建苏州市全科医学家庭医生签约服务一体化方案,提供全专结合的"家庭医生签约服务+互联网医疗+专科能力培养"三位一体服务模式。借助苏州市全科进修学院,组织基层全科医师来院培训,组建全专结合团队,在实践中提升临床专科能力、健康管理能力和远程医疗能力等,培养面向未来的基层全科医师。开展线上与线下相结合的"一站式"全专结合服务,由全科医师先对患者进行评估,需专科医师介入的,由全科医师与专科医师共同完成患者的诊疗,确有需要的进行双向转诊服务。具体包括远程问诊、远程处方、检验检查预约、床位预约和健康宣教等。医院将一定比例的专家号源、预约设备检查等医疗资源交由家庭医生管理支配,真正实现全科医生通过网络上下联动,把专家资源带到百姓身边。

4."互联网+全程健康管理"服务模式的优势

实践证明,分级诊疗制度下"互联网+全程健康管理"服务模式的构建不仅能够严格遵守双向转诊制度,化解基层医院和大型医院间矛盾,还能够创新慢性病管理模式,促进不同类型医院合理分工、协同配合,共同完成患者高质量健康管理。相信在移动互联网、大数据、人工智能等信息技术的支撑下,"互联网+全程健康管理"服务模式未来将有更大的发展空间。

(三)儿童陪伴式健康管理:家庭—医疗圈

儿童健康管理通过对儿童身体、心理、行为等多方面进行监测和干预,达到降低儿童死亡率、促进儿童健康成长的目的。家长作为监护人在面临儿童疾病时,往往会出现焦虑、手足无措的情绪。医院儿科以学科建设为抓手,紧紧抓住医院不断发展和完善互联网医疗的机会,基于"互联网+儿科"形成全覆盖、多层次、社会化的"儿童陪伴式健康管理"模式,打造线上、线下循环的家庭—医疗圈,让儿童享受精细化的医疗服务。

1.儿科参与互联网医疗的劣势和优势

疾病对诊疗需求的差异导致各科室在互联网医疗参与中存在天然差异,比如皮肤科,线上医疗与线下面诊的诊疗一致性相对较高;比如内分泌科,互联网医疗协助患儿开展长期的院外健康管理,认可度较高。患儿起病急、变化快、易加重、易出现并发症,病情直接沟通又常常存在困难或家长不能准确叙述,因此体格检查和辅助检查在诊疗中具有重要作用,导致儿科对互联网医疗的接诊要求较高。根据《2022中国互联网医院发展调研报告》,

100%的皮肤科医务人员、82.56%的内科医务人员和50%的儿科医务人员认为所在科室适合互联网医疗，儿科在所有被调查科室中互联网医疗认可度最低，儿科与互联网医疗之间存在一定的鸿沟。但事物往往具有两面性，根据《第51次中国互联网络发展状况统计报告》，20~49岁网民在总体上网人群中占50.5%，正好与育龄父母的年龄段重合，绝大多数患儿家长能顺利完成互联网操作，有主动参与互联网医疗的意识，对网络服务的便捷性会比较看重。

2. 医院自建互联网医院在儿童诊疗服务中的突围解困

互联网医疗便捷的特点抓住了就医者诊疗疾病的迫切心情，逐渐培养了使用者倚重互联网医疗的就医习惯。而实体医院在医疗从业者资源、医疗安全经验和医疗质量管理等方面有巨大的优势，但线下和线上的诊疗模式存在巨大差异，简单的功能迁移无法满足基于互联网平台的诊疗需求。在科室副主任的带领下，医院儿科逐步建立起用户思维，把"以患儿为中心"落到实处，专注于患儿的就医体验，在解决医治需求的同时，增强患儿对实体医疗机构线下和线上诊疗的黏性，做到优势互补。儿科在线下门诊服务中，采取在挂号单、面诊病历上打印二维码等多种方式，主动提醒患儿家长可以通过互联网医疗进行复诊，并以良好的就医体验实现线下、线上儿科诊疗服务的无缝衔接，让更多患儿家庭了解实体医疗的线上诊疗这项服务，提高该项服务的知晓率、使用率。

3. 挖掘儿科就诊需求创新"儿童陪伴式健康管理"模式

在儿科线下诊疗活动中，良好的问诊、详细的体检和合理的辅助检查让医生对病情的判断更加准确，各项治疗更加有把握，而且现场的共情沟通更容易完成。但受门诊时间限制，医生除了掌握与疾病有关的信息以外，对患儿和父母的心理情况很难细致把握，就诊后的健康管理更是严重不足。另外，医生在线下接诊中发现家长除了关注儿童患病后的诊治外，同时也希望获得儿童治疗中及治疗后的健康管理指导。所谓"三分治疗，七分管理"，对于"一胎照书养"的新手家长来说，如何才能贯彻科学化精细化的养育理念？怎样开展对宝宝生长发育的监测和干预？是家长生活中迫切需要获得指导的。单纯以治疗疾病为主要目标的医疗服务略显不足。儿科以患儿家长需求为导向，进一步拓展医疗服务内容，依托"互联网+健康管理"服务模式提供就诊后的复诊和日常养育指导，实现线下和线上医疗的双轮驱动，完成从就诊时到就诊后、从医院到家庭的全方位陪伴式健康管理。

"儿童陪伴式健康管理"模式主要通过手机客户端将家庭与医生紧密结合在一起，形成以儿童为中心的家庭医疗圈，强调在诊治疾病的同时，关注患儿及家长的心理健康和情绪疏导，制定个性化治疗方案。在结束接诊后，针对特殊病人进行线上/电话回访，了解疾病恢复情况，给予相应的健康指导。积极鼓励"一号难求"的儿科专家利用碎片化时间进行线上接诊，推动优质医疗资源下沉，保证互联网医疗质量。医疗服务不仅单纯依靠医疗技术输出，还包含安慰、关爱。儿科致力于打造"人文关怀科室"，为患儿家庭提供无边界医疗服务，目前大部分儿科医师线上诊疗好评率达100%。此外，借助网络平台进行科普宣教工作，通过开办儿童常见病专题讲座、开设医学科普小课堂、发布科普文章、制作科普视频等给予家长正确的指导，助力儿童健康成长。

4. 儿科在互联网医疗中的成长与发展

儿科从2021年4月起积极拥抱"互联网+"服务，选择线上就诊的患儿从2021年的257人次上升到2022年的2204人次，线上诊疗人次居院内前列，2023年继续保持增长态势，取得了良好的"互联网+"服务示范作用。[①] 以赵凯医生为例，截至2022年底赵凯医生已线上接诊1699人次，位居全院互联网医疗第一（见图1）。从数据可见，"互联网+"服务人次数初期增长较为缓慢，但随着陪伴式健康管理模式得到患儿家长的认可，线上接诊人次数一直在稳步上升，即使在线下总接诊人次数下降明显的季度，线上问诊的人数也呈现平稳上升的态势。医院儿科凭借实体医院固有的医疗资源，将线下服务向线上拓展，通过开通抗疫热线、开设抗疫专栏等，全方位保障在线问诊服务，积极推进在线复诊，监测患儿疾病进展情

———————————

① 资料来源：本单位内部数据。

况，努力实现无缝衔接的线上诊疗，实现了 2022 年第四季度线上问诊的爆发式增长。

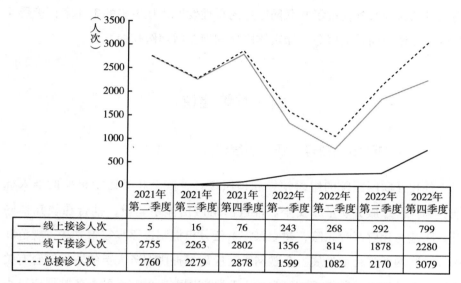

	2021年 第二季度	2021年 第三季度	2021年 第四季度	2022年 第一季度	2022年 第二季度	2022年 第三季度	2022年 第四季度
—— 线上接诊人次	5	16	76	243	268	292	799
—— 线下接诊人次	2755	2263	2802	1356	814	1878	2280
---- 总接诊人次	2760	2279	2878	1599	1082	2170	3079

图1　2021 年第二季度至 2022 年第四季度赵凯医生接诊数据

资料来源：本单位内部数据。

5. 以优质服务拓展以家庭为中心的医疗圈

互联网医疗的发展将家庭与医生紧密结合在一起，形成以儿童为中心的家庭—医疗圈，在为患儿制定个性化治疗方案的同时，关注患儿及家长的心理健康和情绪疏导。目前互联网医疗已具备诊前能预约挂号、线下就诊前预问诊、辅助检查开单等功能；诊时除了疾病咨询及线上初步诊断外，还可实现线上专家会诊；线上就诊后，患儿家长可通过电子处方进行线上支付结算，实现了药物配送功能。诊前、诊时和诊后全疗程陪伴式健康管理模式已初步形成。首页设立"儿童专区"便捷问诊，将新生儿、儿童保健、儿科、营养科、皮肤科、眼科及耳鼻咽喉科等医疗资源整合，为儿童提供一站式诊疗服务。依然以赵凯医生数据为例，截至 2022 年 12 月，1474 名患儿家长进行了线上问诊，其中 855 人曾在线下就诊，可见线下服务是线上问诊的主要来源，线上诊疗成为线下就诊的完美补充。在 1474 名患儿中，401 人在

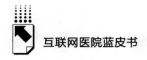
向赵凯医生发起线上问诊前曾在医院其他科室发起过在线问诊，833 人在向赵凯医生发起线上问诊后在医院其他科室发起在线问诊。线上医疗的便捷、高质量的医疗服务促进了互联网医疗的良性发展，让更多的患儿家长接受互联网医疗便捷高效的服务，让实体医疗拥抱互联网医疗的发展。

四 对策建议

（一）加强组织领导，强化顶层设计

强化互联网医院的组织领导和顶层设计，健全相关医疗机构的准入标准，确保医疗服务质量和安全。推进网络诚信体系建设，推行在线知情同意，防范与化解医疗风险，建立医疗责任分担机制，逐步完善立法，规范和引导互联网医疗行业发展。互联网医院应确保提供服务人员的资质符合有关规定，对所提供服务承担相应责任。互联网医院服务产生的服务数据应可查询、可追溯，能全流程监管。通过成本核算，合理科学定价，提高医生诊疗费。

（二）完善配套政策，加大政策扶持力度

互联网医院诊疗服务纳入医保报销范围，并制定合理的医保标准，确定合理的医保报销比例，完善有关配套政策，加大政策扶持力度。相关部门需明确互联网医院功能定位与线上诊疗范围，建议实现全国范围内线上线下医保支付同质化，统一智能设备接入标准，实现服务项目收费标准化、规范化，完善激励评价机制，加强有效监管等。整合信息系统，融合现有系统，避免重复建设。

（三）明确目标定位，健全服务功能

根据医院的实际情况明确互联网医院的发展定位。一方面，互联网医院

发展目标应有利于下沉优质医疗资源和推进分级诊疗，将重点放在对慢病患者的管理及服务上。另一方面，互联网医院应增强线上线下、院内院外就诊服务的协同能力，优化患者就医流程，探索实现更多的就医场景，完善线上线下一体化综合服务体系，为患者提供全周期的健康管理服务，使患者在足不出户的情况下获得优质健康管理服务，有效延展医院医疗服务范围，节约患者的就医时间和路途成本，改善就医体验。

（四）加大宣传力度，增强宣传效应

加强政策宣传引导，推进"互联网+"医疗服务有效落地并发挥实效。积极宣传引导专家或团队线上提供优质的医疗服务，避免互联网医院在复诊续药模式上的重复。引导患者学会充分利用互联网医院的互联网问诊功能，先选择在网上进行咨询问诊。鼓励患者通过互联网医院开展复诊服务，医生可根据复诊患者的病情在线开具处方，药品快递配送到家。

（五）保障信息安全，避免信息泄露

高度重视互联网医院信息安全管理工作，加强统筹领导和规划设计，依法依规落实人员、经费投入、安全保护措施等重大问题，保障互联网医院建设时安全措施同步规划、同步建设和同步使用。同时，加强互联网医院数据收集、存储、传输、处理、使用、交换、销毁全生命周期安全管理工作，确保互联网医院安全、稳定、高效运行，避免敏感信息泄露。

B.12
天津市基层数字健共体案例报告

王应琪　胡珊珊　王文韬[*]

摘　要： 天津市基层数字健共体是以互联网医院为载体，通过数字化赋能、集约化运营、标准化服务，以医保支付方式为杠杆，按效付费的健康主管责任制体系。从成立至今，天津市委、市政府领导，相关部门指导和推进，由天津和平微医医院牵头，协同全市266家基层医疗卫生机构，充分发挥社会与公立、线上与线下、智能与人工相结合的优势，联动上下游产业链，推动以利益共享为核心的，责任共担、服务同质、管理统一的共同体建设发展。天津市基层数字健共体内部建设"云管理、云服务、云药房、云检查"平台及慢病服务中心，通过为基层医院提供全周期多样化的健康管理提升区域健康管理效果。同时搭建内部风控体系，通过大数据、日常费用监管等确保医保合规，减少医保不合理费用支出。通过"互联网医疗+医共体"的创新探索，天津市基层数字健共体呈现基层能力提升、患者健康指数提升、控制医保基金支出、医务人员收入提高等良好效果。同时，本报告提出当前互联网医院政策法规体系建设中存在的问题及未来展望。

关键词： 天津市基层数字健共体　互联网医院　健康管理

---

* 王应琪，微医集团战略办副秘书长，主要研究方向为数字健康、卫生财政、医保政策等；胡珊珊，微医集团政策规划与方案支持总监，主要研究方向为数字健康、分级诊疗、医联体、医保政策等；王文韬，微医集团医保经办专员，主要研究方向为数字健康、分级诊疗、医联体、医保政策等。

一 模式定位

天津市基层数字健共体是依据国家新一轮医改政策精神，在政府主导下，以基层为重点，卫健委、医保局、药监局、网信办等多部门密切协作。创新依托微医互联网医院和数字化平台，协同天津市 266 家基层医疗卫生机构（以下简称"基层机构"），探索组建以健康为中心的数字化紧密型医疗卫生健康共同体。

基层数字健共体以互联网医院为载体，以数字化赋能、集约化运营、标准化服务为工具，以医保支付方式为杠杆，建立按效付费的健康主管责任制。充分发挥社会与公立、线上与线下、智能与人工相结合的优势，联动上下游产业链，推动以利益共享为核心的，责任共担、服务同质、管理统一的共同体建设发展。

通过建设"四朵云"平台、慢病服务中心，落实健康主管责任制。实现基层医务人员能力和收入双提升，确保医保基金安全可持续，老百姓获得更加优质、连续的健康服务，患者主动回流至基层机构，为进一步构建整合型医疗卫生服务体系打下坚实基础，探索出一条卫生事业与产业高质量融合发展的新道路。

二 建设环境分析

（一）天津市基层医疗服务环境

1. 人口及年龄情况

依据 2020 年第七次全国人口普查数据①，截至 2020 年底，天津市常住

---

① 《中国人口普查年鉴 2020》，国家统计局网站，https：//www.stats.gov.cn/sj/pcsj/rkpc/7rp/zk/indexce.htm。

人口为 1386.6 万人，其中 60 岁及以上人口为 300 万人，占比为 21.64%，65 岁及以上人口为 204.57 万人，占比为 14.75%。与 2010 年第六次全国人口普查相比，60 岁及以上人口的比重上升 8.64 个百分点，65 岁及以上人口的比重上升 6.23 个百分点（见图 1）。天津市老年人口数量逐年上升，已进入人口老龄化加速期。

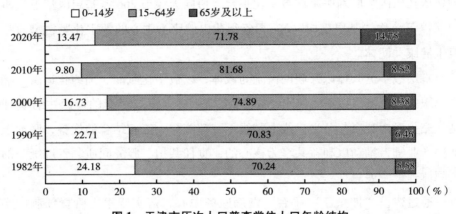

图 1　天津市历次人口普查常住人口年龄结构

资料来源：天津市第七次全国人口普查数据。

2. 基层卫生发展情况

依据《天津市卫生健康事业发展"十四五"规划》，"十三五"末期，天津市基层医疗卫生机构共有 5348 家，其中，社区卫生服务中心有 124 家、乡镇卫生院有 143 家、社区卫生服务站有 500 家、村卫生室有 2374 家、门诊部有 713 家、诊所和医务室有 1494 家。基层医疗卫生机构总诊疗人次为 4101.7 万人次，占全市总诊疗人次的 41.68%。全市有效签约居民 400 余万人，签约重点人群数为 260 余万人，重点人群签约率保持在 60% 以上。①

---

① 《市卫生健康委关于印发 天津市卫生健康事业发展"十四五"规划的通知》，天津市卫生健康委员会网站，2021 年 4 月 1 日，https：//wsjk.tj.gov.cn/ZWGK3158/ZCFG6243_ 1/wjw wj/202305/t20230505_ 6230787. html。

3. 基层卫生健康事业发展面临的问题

基层机构的主要职责是提供预防、保健、健康教育等基本公共卫生服务，常见病、多发病的诊疗服务及部分疾病的康复、护理服务。近几年，基层机构发展不平衡不充分问题仍然突出，人民群众对优质、高效、便捷的医疗卫生和健康服务需求不断提高，也对基层卫生健康工作提出更高的要求。一是基层服务供给不足的问题依然存在。基层医疗卫生机构设施设备普遍老化滞后，药品供应保障困难。人才资源不足，总体学历和技术水平偏低，岗位吸引力不强，队伍内生动力不足，难以满足居民多层次、个性化的医疗卫生健康服务需求。二是基层服务模式转变仍需持续加快。新时代卫生与健康的工作方向为坚持"以人民健康为中心"，家庭医生作为"健康守门人"，要向居民提供全生命周期的卫生健康管理服务，不断提升居民基层就医感受，基层服务形式和手段仍需进一步完善提升。三是基层卫生信息化建设水平还不高。如信息数据还未完全互联互通，"互联网+"便民惠民服务还未全面开展、家庭医生与居民难以实现线上服务交流、服务过程与结果缺少精细化监管等，这些方面均与居民的实际需求、基层机构的服务要求存在一定差距。

（二）政策环境

天津市医疗、医药和医保政策协同，以解决老百姓实际困难为出发点，千方百计提升基层机构服务能力，建成"互联网+医疗健康"服务体系，推动形成以提升基层机构和医务人员积极性为重点的紧密型医联体政策体系。

为推动"互联网+医疗健康"服务开展，天津市政府印发《关于促进"互联网+医疗健康"发展的实施意见》，全面推进互联网与医疗服务、公共卫生、家庭医生服务、药品供应、医保结算、教育科普、人工智能相融合，开展一批规范化"互联网+医疗健康"服务，实施一批标准化"互联网+医疗健康"项目。天津市卫生健康委员会印发《关于加强互联网诊疗和互联网医院管理有关工作的通知》，鼓励医疗机构开展互联网诊疗，并明确互联网诊疗范围。

为缓解线下医疗服务压力，天津市卫生健康委员会印发《关于在疫情

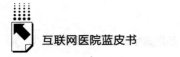

防控中开展"互联网+医疗咨询"服务工作的通知》，明确提出全市有需求的患者可以通过天津微医互联网医院不限次免费进行健康问诊咨询。鼓励全市医师参与天津微医互联网医院，利用业余时间为天津市和全国群众提供远程诊疗和咨询服务。天津市医保局、天津市卫生健康委员会、天津市人社局联合印发《关于规范"互联网+"医疗服务价格和医保支付政策的通知》，将依法合规的"互联网+"医疗服务纳入医保支付范围。

为解决"取药难"问题，天津市医保局、天津市卫生健康委员会印发《关于支持医疗联合体内处方流动有关工作试行的通知》，支持医联体内定点医疗机构建立处方流动、药品共享和配送机制，为参保患者提供便捷可及的门诊用药服务，共同做好药品供应保障。

为解决"上门难"问题，天津市卫生健康委员会印发《关于天津市居家医疗服务工作实施方案的通知》，鼓励医疗机构通过家庭病床、上门巡诊、家庭医生签约等方式提供居家医疗服务。通过天津市基层数字健共体、医联体、互联网护理服务、远程医疗等，将医疗服务延伸至患者家中，创新居家医疗服务方式。

为解决"挂号难"问题。天津市卫生健康委员会为进一步促进优质医疗资源下沉，建立健全基层机构预约上级号源绿色通道，发文推动二级、三级医院优先向基层医疗机构开放号源，并发函推动天津市基层数字健共体预约诊疗平台号源接入与运行。

为适应紧密型医联体等医疗联合体组织形式，推动服务模式转变，结合家庭医生签约服务，先后印发《关于全面推行糖尿病门诊特定疾病按人头总额付费有关工作的通知》《关于对开展家庭医生签约服务的紧密型区域医疗联合体试行按人头总额付费有关工作的通知》，探索医保总额付费、结余留用机制。

三　实践探索

自 2020 年天津市基层数字健共体组建以来，全市基层机构全覆盖签约，接入"四朵云"平台并不断优化升级，逐个建设慢病服务中心，规范诊疗流程，实现基层机构线上线下、院内院外一体化服务。

（一）政府统筹领导

市委、市政府高度重视，市卫健、医保、药监、网信等部门持续指导，区政府和各部门支持落地，协同社会力量，全面推进。一是主管部门出台了一系列文件，加强引导和规范，紧密联动，先后颁布 10 余个相关文件，从健共体顶层设计到实施路径、建设步骤、组织管理和考核标准，以及信息安全、处方共享、整体参加医保支付方式改革的规范性都给予了明确的指导。二是固化工作机制，组建数字健共体建设领导小组；建立周例会工作制度，每周定期召开沟通对接会。三是开展试点，按照"试点先行、分步实施、稳步推进"的原则，西青区、津南区、南开区、和平区、蓟州区、宁河区 6 个区试点逐步铺开。

（二）组建基层数字健共体

2021 年，在各区卫健委主导下，全市 16 个区 266 家基层医疗机构分批次签订《基层数字健共体协议》。通过协议形式形成目标明确、权责清晰、分工协作、线上线下结合的健康共同体，明确责、权、利，在数字健共体内初步建立起管理统一、服务同质、责任共担和利益共享的相关机制。

1. 管理统一

一是在市卫健委数字健共体建设领导小组的组织下，推动各区成立管理委员会，审定章程、财务管理、绩效考核等重大事项。二是以数字化系统打通信息孤岛，推进医疗卫生信息共享，实现"卫、医、保、药"数据互通。为主管部门、成员单位分级分层提供统一管理和决策依据。三是以协议合作为依据，在技术规范、合理用药、医保监管、绩效考核等方面执行统一标准，细化管理责任。

2. 服务同质

一是建立集中运营、统一管理、分工负责、分级服务的服务体系。统筹

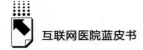

标准化门诊和智能管理系统建设，探索标准化诊疗路径。二是依托互联网医院开展在线复诊开方、医保结算、送药到家，集中受理居民提出的居家上门服务、建立家庭病床等服务需求。同时派出云巡诊车为患者提供上门服务。覆盖线上线下服务场景，实现集约化服务，吸引广大居民在基层就诊。三是从高血压、糖尿病、冠心病、脑血管病等主要慢病入手，统一规划部署，为每个居民建立健康档案，健康管理师定期追踪，提高管理能力和慢病患者依从性。实现"未病能防、有病能诊、小病能治、大病能转、慢病能管"。

3.责任共担

以家庭医生签约服务制度为基础，以医保支付方式为杠杆，构建健康主管责任制。数字健共体成员单位既为签约居民负责，落实分级诊疗制度，按照协议要求，预防、诊疗、药事服务、健康管理等环节分工协作，同时又将医保基金的使用责任落实到人，最终总额预算"风险共担"。共同压实"健康守门人"和"医保基金守门人"的责任。

4.利益共享

落实医保结余留用及绩效分配机制，基层机构通过开展健康管理和规范诊疗行为，控制医疗成本，产生的糖尿病按人头付费额度的结余，数字健共体按规定留用，大部分用于各成员单位合理提升医务人员收入和机构建设发展。

（三）建设"四朵云"平台

1.云管理

搭建"云管理"平台，通过院内 HIS 系统、公共卫生系统、电子病历系统、健康管理系统的打通，实现医卫融合数据互联互通，形成患者全生命周期的电子健康档案，其中涵盖基本诊疗数据、检验检查数据、用药数据、健康管理数据、公共卫生服务数据及医保数据等。同时，完善和健全信息安全防护措施，加强网络安全登记保护工作，确保信息安全和系统运行安全。

目前，"云管理"平台基于基层数字健共体业务数据，整合接入全市公共卫生相关数据等，采集分析 80 余项指标，推动医疗、医药、医保数据互联互通，为提供数字健康服务、实现标准化诊疗路径奠定数据要素基础。为医生提供诊断、用药、开具检验检查的依据，同时辅助卫健、医保和药监等部门实现高效监管。

2.云服务

通过建立集中运营、统一管理、分工负责、分级服务的基层"云服务"平台，依托互联网医院平台，集中受理居民提出的上门居家医疗、预约诊疗、电话咨询等服务需求。制定标准化服务内容和流程，实现服务线上线下一体化、服务项目和内容统一化、服务质量和评价一致化，扩大家庭医生服务半径，推进"服务进社区""服务进家门"。

一是建设天津微医互联网医院，2020 年，天津为慢性、常见病患者提供"线下首诊，线上复诊"的互联网诊疗服务模式，避免交叉感染，节约患者排队等待时间和交通成本。该平台累计注册超过 12000 名医生，服务患者 21 万人次。二是建设居家医疗服务平台，重点对有居家医疗服务需求且行动不便的高龄或失能老年人，提供 58 个服务项目，累计上门服务 3.2 万人次。三是搭建预约诊疗平台，21 家二级、三级医院为基层机构预留 10%号源，累计上转超过 1700 人次。四是开通服务热线"95169022"，累计受理咨询 25 万余单。

3.云药房

建立药事服务中心，提升基层药品供应保障能力，引入"互联网+药品保障"服务模式，完善基层慢病管理和长处方工作制度，实现基层数字健共体内处方共享，实现全市基层医疗卫生机构与二级、三级医疗机构药品目录的有效衔接，并提供线下便民服务窗口取药、线上药品配送到家、合理用药指导等服务，基本实现基层数字健共体药事服务同质化，解决基层医疗卫生机构药品保障不足、使用不规范等问题，满足社区慢病患者多样化用药需求。

目前，全市 266 家基层机构及下属站点已部署云药房系统。基层用药从 400 种提升到 1700 多种，满足绝大多数基层患者需求，累计提供处方服务

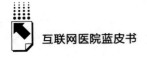

400 万人次，送药到家 42 万人次；应用"智能+人工"方式，纠正重复、超限用药处方 14.74 万张，合理用药指导 3.5 万人次，提升基层药事服务能力。①

4. 云检查

完善医疗卫生资源集约配置，打造"云检查"平台。通过搭建云影像中心、云心电中心、云检验中心等区域医疗共享中心，分阶段逐步覆盖。推进"基层检查、上级诊断"的服务模式，实现优质医疗资源共享和检验检查结果互传互认。进一步贯通服务链，优化医疗资源配置，实现上下联动、医疗资源共享，提高服务效率，降低运行成本。

目前，投入 34 辆云巡诊车和 34 套云巡诊包，提供七大类 53 项检验检查项目，将报告结果同步电子健康档案，扩大基层医疗服务半径。针对涉农区部署 4 辆流动筛查车，筛查足底、眼底上万人次，通过云端 AI 辅助及远程专家诊断，有效提升了基层机构检查能力。

（四）建设慢病服务中心

截至 2023 年 8 月，全市建设了 242 家数字化慢病管理中心，建立诊前、诊中、诊后的全流程、标准化慢病管理服务路径，诊前实现高血压、糖尿病智能化分诊，共享健康检查结果；诊中对患者进行分层分级管理，筛查并发症；诊后进行个性化健康管理、药学指导。完善患者信息，形成全面的电子健康档案，切实提高患者就医体验和健康水平。

1. 建立糖尿病按人头付费机制

2022 年，天津市启动糖尿病门特人头付费改革工作。支持紧密型医联体作为一个管理服务主体整体申报健康主管机构，发挥医联体内资源共享、信息互通优势，为糖尿病门特患者提供连续性、同质化医疗健康管理服务。基层数字健共体第一时间作为整体申请参加，242 家基层机构先后成为糖尿病门特健康主管机构，成员单位签署合作协议，在医保按人头总

---

① 资料来源：本单位内部数据。

额付费下，按照"结余留用、超支合理分担"的原则，建立利益共享、责任共担机制。

2. 加大集约化管理投入

基层数字健共体在人力、软硬件、专家资源等方面不断加大集约化管理投入。一是新增近 300 名健康管理师和家庭医生助理，协助家庭医生开展健康管理服务；二是投入 20 余台免散瞳眼底筛查设备和 20 余台震动感觉阈值筛查设备，为签约患者提供免费并发症筛查；三是部署智能化慢病管理系统，辅助家庭医生分层分级管理患者，进行标准化、智能化干预，形成个性化健康管理方案；四是组织专家团队制定以病种为核心的规范诊疗制度，定期对基层医生进行带教培训，累计举办近百场分析会，指导优化诊疗、用药和健康管理方案。

3. 建立网格化管理体系

以家庭医生为核心，联合专家团队、基层医院护士、健康管理师、药师、营养师、家庭医生助理共同组成网格化管理小组，建立有效的医健协同管理机制。网格化管理小组利用智能化系统分层分级管理患者，进行标准化、智能化干预，年规范化管理 7.2 万人，常态化健康随访 40 万人次/年。利用糖尿病管控报表，追踪管理质量指标，如血糖控制率、糖化检测率、并发症筛查率等，按月进行质量业绩分析，公布管理质量报告，同时与绩效考核相关联，持续提升医疗服务质量与健康管理效果。

4. 建立患者激励体系

根据患者的规范管理效果与依从性，制定阶梯式的激励机制，通过完成任务、获得积分等形式，如提供测量试纸奖励、饮食运动管理工具等，激励患者进行自我管理；探索对控糖达标患者实行就医、检查检验、用药、医保等方面的差异化政策，进一步提高患者血糖管理的积极性，提升其健康管理水平。

（五）打造"三医联"风控体系

基层数字健共体高度重视以医保合规为重点的"三医联"风控体系建设。2020 年组建风控团队，开展从事前、事中到事后的日常监管。利用大数据技术建立"三医联"智能风控系统和模型，定期进行筛查和审核，与相关部门共享信息。积极参与天津市"互联网+监管"课题，并得到有关部门高度认可。

1. 建设全流程风控制度

实行医保风控全流程标准化管理，编制《医保应知应会手册》，保证风控效果持续稳定。制定《医疗保障基金运行风险防控管理工作实施方案》《医保医师管理制度》《医保拒付纳入区域绩效考核制度》等规章制度，进一步细化落实国家、地方医保监管要点，与区域绩效结合，形成风险共识，共同治理医保违规行为。

2. 全面上线"三医联"智能风控系统

建立基础扎实且定时更新的知识库、规则和风控模型，其中包含药品知识库、耗材知识库、诊疗服务知识库、疾病知识库、临床路径知识库、慢特病诊疗库等 180 余万条知识条目；医保经验类、目录限制类、合理用药类、诊疗服务类、慢病管理类、医疗管理类、病种审核类等 160 条审核规则；73 个医保监管政策下共 23 个主题 294 项指标的 15 个大数据风控模型。这使得智能风控系统实现医疗、医药、医保联动的复诊审核、医师干预、统计分析、数据监管等功能。[①]

3. 加强医生干预

一是对新上线医师、历史有违规或医保拒付医师开展点对点培训，使其在线诊疗行为更加规范。二是按照互联网线上复诊要求，开展复诊事中审核。三是通过系统提示违规、拒付、政策等相关信息，开通医师咨询通道，与医师开展双向沟通。四是对违规、拒付医师进行定期评估考核，不合规者按照规定给予下架处理。

4. 落实"医药保运"联席制度

医保、医务、药事、运营等团队围绕医院管理、医师管理、患者管理、药品管理、规则管理、拒付管理、新政策、人头管理等维度收集风险，确定

---

① 资料来源：本单位内部数据。

风险后明确解决方案、分工执行。

按月制定审核报告，包括费用变动、复诊审核、事中规则审核、事后违规以及工作建议等多项内容，提出风险预警和具体的风控措施。

四　初步效果

"互联网医疗+医共体"的创新探索呈现服务能力提升、患者健康指数提升、控制医保基金支出、医务人员收入提高等良好效果。

（一）基层医疗机构服务能力显著提升

1. 诊疗能力提升

以糖尿病为例，通过智能专病诊疗辅助系统和标化慢病联合门诊，组建示范级基层医疗机构慢病中心 26 家、标准级 152 家，组织专家团队定期对基层医生进行带教培训，累计举办近百场分析会，指导优化诊疗、用药和健康管理方案。具备糖尿病门特病人规范诊疗能力的基层医生占比由此前的不足 35% 提升至近 80%。

2. 门诊量提升

基层数字健共体建设后，基层规范管理能力与质量提升，逐步吸引患者回流，2023 年 4 月基层门诊量同比增长 23%。基层数字健共体建设前，天津近 80% 的糖尿病签约患者选择大医院就医；2023 年上半年，86% 的糖尿病签约患者选择基层机构就医，分级诊疗秩序正逐步形成。

3. 基层医生收入提升

医保结余经费的 50% 用于签约医生绩效，以签约患者关键体征指标改善作为绩效依据。2023 年上半年，签约医生收入均有所上涨，医生积极性大幅提升。

（二）患者健康指标有效改善

实施标准化管理后，患者的血糖和血压检测率超过 90%，并发症筛查

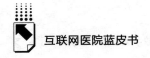
率和规范管理率明显提升。通过对天津市糖尿病门特签约患者规范化管理效果进行分析：签约患者糖化血红蛋白合格率提升 22.05 个百分点、血糖达标率提升 23.39 个百分点、血脂达标率提升 19.21 个百分点。问卷调查结果显示，患者满意度达到 98%以上。

（三）合理控制医保基金支出

通过数字化系统和人工审核，干预"云药房"疑似不合理费用 1.45 亿元，规范医师开方行为，总体医保拒付率低于平均水平。通过规范临床方案、实施健康管理、并发症前置干预、药耗二次议价等措施，在提高服务能力和改善患者健康指标的前提下，2023 年第一季度糖尿病医保基金结余 1.35 亿元，整体结余率近 27%，支出得到有效控制。

（四）初步构建百姓数字健康模型

目前，天津市基层数字健共体横向连接了全市 266 家基层医疗机构、400 万重点签约居民的基础健康数据，纵向连接了全市 23 家大型医疗机构的检查、诊断数据，逐步建立了签约居民的数字健康模型，为构建优质、高效的全生命周期健康保障体系提供了精准的数据。

天津市基层数字健共体通过"数智赋能、改革强基"，创造性地构建了以百姓健康为中心的利益共同体，初步实现了签约居民、医疗服务方、医保支付方"三方共赢"的改革目标。

五　问题及方向

目前，依托互联网医院和数字化平台搭建的基层数字健共体初见成效，横向联合基层机构，提升服务能力，建立动力机制，转变服务模式，推动整合性医疗服务体系建立。但是，仍存在与二级、三级医院联动不足，"以健康为中心"的转变还需深化，绩效机制不够完善等问题。

（一）联动区域内二级、三级医院，建设区域数字健共体

基层数字健共体在各区加强与二级、三级医院，县域医共体，城市医疗集团等机构协作，以区为单位组建区域数字健共体。在区政府和主管部门主导下，建立区域数字健共体管委会。区域二级、三级龙头医院与天津微医"双牵头"，负责医疗质量管理、医疗技术帮扶、数字化平台搭建和集约化运营服务等工作，打造"横向到边、纵向到底"的整合型医疗卫生服务体系。

（二）深化健康主管责任制，承接区域按人头付费

基于糖尿病门特按人头付费制度，依托区域数字健共体，对开展家庭医生签约服务的紧密型医疗联合体实行按人头总额付费。由仅管理糖尿病门特签约患者转变为全面管理家庭医生签约居民，深化健康主管责任制，进一步实现"以健康为中心"的医疗服务模式转变。

（三）建立绩效评价体系，落实激励约束机制

各区卫健委组织成立数字健共体绩效管理委员会，制定以标化工作量为核心的绩效考核制度，推动基层绩效调控线提高，让基层机构取得的增量收入切实用于提升医务人员待遇，实施"多劳多得、优绩优酬"的绩效分配机制。

Abstract

This book focuses on the domestic and international situations faced by the development of Internet hospitals in China in the past three years, as well as the development trend and current situation of Internet hospitals in China from 2021 to 2022, the problems and risks faced, and the future development trends. This book believes that the three-year novel coronavirus pneumonia epidemic has brought important development opportunities to Internet hospitals, the number of Internet hospitals continues to grow, and the number of Internet hospitals in the central and western regions has grown faster than in the eastern region, but on the whole, the clustering characteristics of Internet hospitals in large cities above the prefecture-level city and relying on large general hospitals are still significant. In 2022, the country opened the Internet first diagnosis policy for the diagnosis and treatment of new crown pneumonia patients for the first time, showing the government's emphasis on meeting people's health needs, and Shanghai has also made a breakthrough in the market-oriented pricing of Internet services, bringing hope to the pricing difficulties of the Internet medical industry since 2018. At the same time, the issuance of the "Internet Diagnosis and Treatment Supervision Rules" shows the signal that the government has strong supervision and emphasis on entities for Internet medical services, and provides policy guidance for the healthy operation of Internet hospitals in the coming period. At present, the problems and challenges faced by the development of Internet hospitals, such as the development of grassroots medical institutions lagging behind large hospitals under the background of "Internet +", resulting in a widening gap in inter-institutional capacity, insufficient aging of Internet diagnosis and treatment services, and the lag of "three-doctor linkage" in the field of Internet medical care, all need to be paid attention to. On this basis, physical hospitals can rely on Internet hospitals to make them an effective starting point for smart hospital construction, integration of online and offline medical services and resource allocation, and upgrade the high-quality development of hospitals to a new stage level. Relevant departments can also rely on the Internet platform to integrate and reshape regional medical and health resources, and promote the effective implementation of systems such as mutual recognition of diagnosis and treatment and examination and test results, graded diagnosis and treatment, and medical treatment in different places. This book believes that Internet hospitals, as a new infrastructure of hospitals, have changed from "optional" to "mandatory", and there is still a lot of room for development in the future, and it is worth constantly exploring. From the perspective of national policies, the orientation of relying on physical medical institutions is clearer, and the guidance of strict supervision of Internet hospitals is also clearer. In the future, Internet hospitals should pay attention to the sorting and connection of their own online and offline services and the collaboration with other service providers online and offline services, adapt to the policy and market environment, and explore a more efficient and flexible development path.

Keywords: Internet Hospital; "Internet+ Health Care"; Healthy China

Contents

I   General Report

Abstract: Under the influence of the government's encouragement of Internet + Health Care and the COVID − 19 pandemic, the number of internet hospitals in China continues to increase from 2021 to 2022. Internet hospitals have irreversibly integrated into existing healthcare service systems and are playing an increasingly important role. The " Detailed Rules for Internet Diagnosis and Treatment" have put forward higher requirements for the standardized development of internet hospitals. The development of internet hospitals is currently influenced by policies and the market, and still faces significant risks. Issues such as imbalanced development between institutions, imbalance between supply and demand, and insufficient linkage between health services, medical insurance, and medical production-circulation. We should guide the differentiated development of internet hospitals, clarify their positioning, establish models, leverage the technological advantages of the internet, enhance the development potential of hospitals, and promote high-quality development of the healthcare system.

Keywords: Internet Hospital; Internet+Health Care; Joint Reformation for Public Health Services, Medical Insurance and Medical Production-Circulation

II Special Reports

Abstract: Internet hospital supervision is an important content to ensure the high-quality development of Internet medical care. This report introduces the establishment and practice of Internet hospital supervision in Beijing, including the construction and application of Internet hospital supervision platform, as well as the practice of Internet hospital supervision before, during and after the event. The highlights and existing problems of Internet hospital supervision in Beijing are analyzed. In response to the existing problems, suggestions on institutional mechanisms and information system support are proposed to build a comprehensive regulatory framework and content system for internet diagnosis and treatment, improve the integrated online and offline regulatory system, establish effective regulatory mechanisms for relevant departments to cooperate, improve the automation and real-time supervision of medical institution information systems, improve the collection and quality control of regulatory platform data, strengthen the tracking and management of internet diagnosis and treatment services.

Keywords: Internet Hospital; Supervision Mechanism; Beijing

Abstract: With the vigorous development of internet medical services in China, the application and development of medical insurance payment mechanisms have

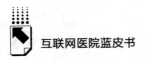
emerged as a significant research area. This report provides a comprehensive review of China's national-level policies concerning internet medical services. It conducts a thorough analysis of pricing mechanisms, medical insurance payment assessment, and access mechanisms in internet medical services, shedding light on the existing challenges. The comprehensive review of policy documents reveals that the medical insurance payment mechanism for internet medical services in China requires further enhancements, as it confronts regulatory issues and regional disparities. Moreover, this report empirically investigates seven countries, including the United Kingdom, the United States, and Germany, to undertake a comprehensive analysis of their medical insurance payment mechanisms for internet medical services. The aim is to offer valuable references and insights for improving the medical insurance payment mechanism of internet medical services in China. Building upon this analysis, the report proposes a series of guiding recommendations based on the fundamental elements of payment mechanisms, aiming to foster the sustainable development of internet medical services in China.

Keywords: Internet Medical Services; Medical Insurance Payment; Policy Norms

B.4 Research on the Internet Medical Service Model for the Elderly Population

Ma Chengyu, Liu Haopeng and Yang Yanbin / 074

Abstract: With the acceleration of the aging process in China, there is rapid growth in the healthcare needs of the elderly population. Internet health service aligns with the demands of the elderly, encompassing models such as Internet plus chronic disease management, Internet plus medical and health integration, Internet plus hierarchical diagnosis, Internet plus Traditional Chinese Medicine, and Internet plus psychological health. These models provide high-quality, suitable, and convenient services for the elderly, exhibiting significant potential demand and market opportunities. However, factors such as demographics, e-health literacy, self-efficacy, technology factors, economic factors, and social influences have resulted in a relatively low level of willingness among the elderly to adopt internet health services. To promote the application of internet health services among the elderly, the government should establish a policy environment that actively supports internet healthcare under the context of active aging and promote the linkage of medical treatment, medicine, and health insurance. Internet healthcare platform should prioritize age-friendly renovations based on the experiences of the elderly while ensuring comprehensive protection of patient privacy and information security. Ultimately, through joint efforts of the entire society, a senior-friendly supportive environment for Internet healthcare can be fostered.

Keywords: Internet Health Service; Active Aging; Willingness to Use; Adaptive Aging

B.5 Report on the Construction Model of the Prescription Circulation Platform for Internet Hospitals in Hunan Province

Hu Waiguang, Shi Qianshan and Zhou Ying / 092

Abstract: With the rapid development of Internet technology and the continuous innovation of the Internet industry, online internet hospitals, as new things, have developed vigorously. Through Internet hospitals, medical services can be obtained more conveniently and quickly. Prescription circulation and offline drug collection have gradually changed to Internet hospital follow-up prescriptions, online prescription circulation and drug delivery. The circulation and distribution of drug prescriptions has played an important role in ensuring the medical needs of patients in special times and reducing the risk of infection of patients, which has developed rapidly during the pandemic. This report focuses on the policy background, process management, service guarantee, opportunities and challenges of Internet hospital prescription circulation, analyzes and discusses the main

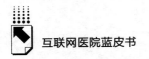互联网医院蓝皮书

problems in the function of Internet hospital prescription circulation platform, and summarizes the Internet hospital prescription circulation platform in Hunan Province. The construction mode and its characteristics are: three medical linkages promote the implementation of the policy, which has a reference effect on the construction of the province-based Internet hospital prescription circulation platform.

Keywords: Internet Hospitals; Prescription Circulation; Drug Delivery; "Three Medical" Linkage

B.6 Promote Accurate and Dynamic Supervision of Telemedicine
—*Creating a Standard Supervision System of " The Three Medicals" for Telemedicine Service*

Yuan Bo, Shen Minghui, Zeng Pengyu and Yu Zhihua / 106

Abstract: According to the requirements of relevant documents of National Health Commission, telemedicine service supervision platform of Sichuan Province has established an Internet online monitoring index system in accordance with the principles of "unified standards, interconnection, hierarchical supervision, safety and controllability, easy first and difficult later", combined with the relevant requirements of offline medical supervision carried out in three dimensions of medical institutions, medical personnel and medical behaviors. The application technology of big data is used to conduct the comprehensive comparison, analysis and real-time presentation, and build a modern and accurate supervision and evaluation system of real-time dynamic and consistent standards, form a supervision system of pre-audit, in-process control, and post-traceability of the whole process of telemedicine, to supervise the Internet hospital business in the medical and pharmaceutical fields carried out by more than 300 Internet hospitals in the province, so that it can be inquired and traced, at the same time guarantees the controllable and manageable behavior of accessing and processing data ensures the

230

data security of medical institutions, also ensures the safety of patients in medical treatment. The "Sichuan Model" of accurate and dynamic online supervision of telemedicine services has been formed.

Keywords: Telemedicine; Supervisory System; Accurate Supervision; Dynamic Supervision

III Case Reports

B.7 Breaking Through the Hospital Walls, Drawing a Blueprint in the Cloud

—*The Construction and Exploration of Peking Union Medical College Hospital*

Sun Guoqiang, Chen Si, Wang Xie, Zhou Xiang,

Fan Jing and Qin Mingwei / 119

Abstract: Peking Union Medical College Hospital attempt to deeply integrate internet technology with the medical industry, promoting the high-quality development of public hospitals. Continuously optimizing the integrated online and offline medical process, fully utilizing the high-quality medical resources of the hospital, promoting the sinking of high-quality medical resources, and continuously improving the capabilities of primary medical services. This is mainly reflected in: In terms of patient services, the hospital's official mobile App has added online consultations for doctors, nurses, and pharmacists, online diagnosis and treatment by doctors, gradually enriching service content and upgrading service models based on the strong foundation of a closed-loop management model that has realized registration, appointment, check-in, medical communication, payment, medical delivery, and medication guidance. In terms of the workflow of doctors, nurses, and pharmacists, the launch of the doctor and nursing App fills the mobile scenarios in doctor and nursing management. Following an integrated construction approach, it provides

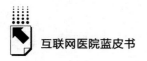
various outpatient modes such as PC and mobile, eliminates barriers to doctors' online and offline medical operations, and helps provide patients with homogeneous online and offline medical services. Coordinate the management of online and offline medical quality, plan and formulate standard processes, systems and industry norms, and improve the service quality and professionalism of internet medical treatment.

Keywords: Internet Hospitals; Mobile Health; Institutional Construction

B.8 China-Japan Friendship Hospital: Strengthen Practice and Innovation, Firmly Promote the Development of Internet Hospitals

Yang Xuelai, Yin Lin / 133

Abstract: Since its launch in May 2021, China-Japan Friendship Internet Hospital has adhered to linking medical resources in the internet mode, building a smart hospital with internet technology, improving doctor-patient relations with internet thinking, and achieving win-win results with internet collaboration. It creatively proposed new models for the construction of internet hospitals, such as "the combination of online consultation and remote consultation", "the combination of primary diagnosis and joint outpatient service", "the combination of chronic disease management and severe treatment", and "the combination of medical cooperation and the ability guidance of primary doctors". The hospital actively explores the technical support role of 5G for internet+medical, the application of blockchain in internet+medical, the remote collaborative service mode of elderly health care, and the characteristic path of internet diagnosis and treatment in different specialties. China-Japan Friendship Internet Hospital has promoted the renewal of the traditional operation mode of hospitals, and realized the high-quality development of people-centered public hospitals through the reshaping of the medical supply side structure. This case introduces the construction of China-Japan Friendship Internet Hospital in detail, and looks forward to the next step.

Keywords: Internet Hospital; Telemedicine; Resource Allocation; Model Innovation; China-Japan Friendship Internet Hospital

B.9 Construction and Management Practice of Internet Medical

Platform at Capital Institute of Pediatrics

Gu Qinglong, Yan Xue / 148

Abstract: As a children's specialized Internet hospital, the Internet Hospital of Children's Hospital Affiliated to the Capital Institute of Pediatrics builds a smart pediatric Internet hospital based on the "Diagnosis and Treatment Service Platform", "Telemedicine Platform" and "Health Management Platform" in the construction and practice of the overall service system of Internet+medical care. The "Diagnosis and Treatment Service Platform" realizes the organic integration of online and offline services. Online services cover medical institutions and individual patients horizontally, and vertically run through the whole process-before, during and after diagnosis. The "Telemedicine Collaboration Platform" carries out remote teaching, remote consultation, remote MDT, etc., to promote the homogeneity of diagnosis and treatment level among medical institutions and empower the grassroots level. The "Children's Health Management Platform" uses the fifth-generation communication technology (5G) combined with Internet of Things technology to track and manage children's health. This report summarized the construction path, service connotation and future development direction of the Internet Hospital of the Capital Institute of Pediatrics, and provides reference for other hospitals.

Keywords: Children's Specialty; Internet Hospitals; Integrated Management

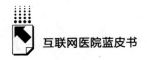

B . 10   Exploration and Practice of "Internet+" Traditional

Chinese Medicine Service Model in Wuhan No. 1 Hospital

Yang Lu, *Wang Wei*, *Wang Yanan*, *Mo Helong and Zhang Qian* / 170

Abstract：Wuhan No. 1 Hospital, one of the largest Integrated Traditional Chinese Medicine (TCM) & Western Medicine Hospitals in China, has deeply integrated traditional Chinese medicine services with internet technology, and launched an internet hospital in 2020. By utilizing systems such as TCM pre-diagnosis, TCM knowledge database, and TCM syndrome differentiation and treatment auxiliary diagnosis, it has innovatively created an online TCM diagnosis and treatment model that covers pre-diagnosis, diagnosis, and post-diagnosis stages. Simultaneously, the hospital offers various online TCM characteristic services and convenient services, which has revolutionized the traditional service model of TCM and paved a new path for its development. From 2020 to 2022, it served nearly 660000 patients from all over the country. The average online consultation time was approximately 7 minutes, which allowed patients to access high-quality medical resources and online TCM services of a Public Class A Tertiary Hospital without leaving their homes.

Keywords：Internet Hospital; Traditional Chinese Medicine Services; Internet Healthcare; Model Innovation

B . 11   Exploration and Practice of "Internet+Health Management"

Service Model Based on Value Co-creation

Min Han, *Liu Weisheng*, *Wang Yi*, *Zhao Kai and Zhao Chunhua* / 194

Abstract：The traditional health management model has been difficult to meet the residents' demand for high-quality health management services. In this case, the Outline of "Healthy China 2030" Plan proposes to develop health management services based on Internet medicine. This report reviews the construction background and policy system of "Internet+Health management" . It analyzes the construction idea of "Internet + health management" from the perspective of "Internet +", value co-creation and data value. Adhering to the concept of exploring a sustainable "Internet+health management" service model suitable for the majority of comprehensive public hospitals under existing conditions, this report expounds the hospital's active attempts in exploring and innovating "Internet+health management", and selects three typical cases discovered in the operation process of the hospital: the management system construction based on medical value, the service system construction under the hierarchical diagnosis and treatment system, and the children's accompanying health management. Finally, this report summarizes the problems and suggestions in the construction of "Internet+health management" from practice.

Keywords: "Internet+Health Management"; Value Co-creation; Suzhou Municipal Hospital

B.12   Tianjin Grassroots Digital Health Community Case Report

Wang Yingqi, Hu Shanshan and Wang Wentao / 210

Abstract: Tianjin Grassroots Digital Health Community uses Internet hospitals as the carrier, through digital empowerment, intensive operation, standardized services, and medical insurance payment as leverage, to establish a pay-for-performance health supervisor responsibility system. Since its establishment, the leadership of the Tianjin Municipal Party Committee and Municipal Government, the guidance and promotion of relevant departments, led by Tianjin Heping WeDoctor Hospital, coordinated with 266 grassroots medical and health institutions in the city, giving full play to the advantages of combining society and public, online and offline, intelligent and manual, linking upstream and downstream industrial chains, and promoting the construction and development of a community with shared responsibilities, homogeneous services and unified management as the core. Tianjin Grassroots Digital Health Community has built a

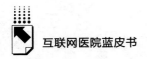
互联网医院蓝皮书

"cloud management, cloud service, cloud pharmacy, cloud Examination"
platform and chronic disease service center to provide grassroots hospitals with full-
cycle diversified health management capabilities, improve the effect of regional
health management, and build an internal risk control system to ensure medical
insurance compliance through big data and daily cost supervision, and reduce
unreasonable medical insurance expenses. Through the innovative exploration of
Internet medical+medical community, after preliminary research, it shows good
effects such as improving grassroots capabilities, improving patient health index,
controlling medical insurance fund expenditure, and improving medical staff's
income. Also, it puts forward the current problems and future prospects in the
construction of the internet hospital legal system.

Keywords: Tianjin Grassroots Digital Health Community; Internet Hospital;
Health Management

236

权威报告·连续出版·独家资源

皮书数据库
ANNUAL REPORT(YEARBOOK)
DATABASE

分析解读当下中国发展变迁的高端智库平台

所获荣誉

- 2022年，入选技术赋能"新闻+"推荐案例
- 2020年，入选全国新闻出版深度融合发展创新案例
- 2019年，入选国家新闻出版署数字出版精品遴选推荐计划
- 2016年，入选"十三五"国家重点电子出版物出版规划骨干工程
- 2013年，荣获"中国出版政府奖·网络出版物奖"提名奖

皮书数据库

"社科数托邦"
微信公众号

成为用户

登录网址www.pishu.com.cn访问皮书数据库网站或下载皮书数据库APP，通过手机号码验证或邮箱验证即可成为皮书数据库用户。

用户福利

- 已注册用户购书后可免费获赠100元皮书数据库充值卡。刮开充值卡涂层获取充值密码，登录并进入"会员中心"—"在线充值"—"充值卡充值"，充值成功即可购买和查看数据库内容。
- 用户福利最终解释权归社会科学文献出版社所有。

数据库服务热线：010-59367265
数据库服务QQ：2475522410
数据库服务邮箱：database@ssap.cn
图书销售热线：010-59367070/7028
图书服务QQ：1265056568
图书服务邮箱：duzhe@ssap.cn

社会科学文献出版社 皮书系列
SOCIAL SCIENCES ACADEMIC PRESS (CHINA)

卡号：322126611585

密码：

S 基本子库
SUB DATABASE

中国社会发展数据库（下设 12 个专题子库）

紧扣人口、政治、外交、法律、教育、医疗卫生、资源环境等 12 个社会发展领域的前沿和热点，全面整合专业著作、智库报告、学术资讯、调研数据等类型资源，帮助用户追踪中国社会发展动态、研究社会发展战略与政策、了解社会热点问题、分析社会发展趋势。

中国经济发展数据库（下设 12 专题子库）

内容涵盖宏观经济、产业经济、工业经济、农业经济、财政金融、房地产经济、城市经济、商业贸易等 12 个重点经济领域，为把握经济运行态势、洞察经济发展规律、研判经济发展趋势、进行经济调控决策提供参考和依据。

中国行业发展数据库（下设 17 个专题子库）

以中国国民经济行业分类为依据，覆盖金融业、旅游业、交通运输业、能源矿产业、制造业等 100 多个行业，跟踪分析国民经济相关行业市场运行状况和政策导向，汇集行业发展前沿资讯，为投资、从业及各种经济决策提供理论支撑和实践指导。

中国区域发展数据库（下设 4 个专题子库）

对中国特定区域内的经济、社会、文化等领域现状与发展情况进行深度分析和预测，涉及省级行政区、城市群、城市、农村等不同维度，研究层级至县及县以下行政区，为学者研究地方经济社会宏观态势、经验模式、发展案例提供支撑，为地方政府决策提供参考。

中国文化传媒数据库（下设 18 个专题子库）

内容覆盖文化产业、新闻传播、电影娱乐、文学艺术、群众文化、图书情报等 18 个重点研究领域，聚焦文化传媒领域发展前沿、热点话题、行业实践，服务用户的教学科研、文化投资、企业规划等需要。

世界经济与国际关系数据库（下设 6 个专题子库）

整合世界经济、国际政治、世界文化与科技、全球性问题、国际组织与国际法、区域研究 6 大领域研究成果，对世界经济形势、国际形势进行连续性深度分析，对年度热点问题进行专题解读，为研判全球发展趋势提供事实和数据支持。

法律声明

“皮书系列”（含蓝皮书、绿皮书、黄皮书）之品牌由社会科学文献出版社最早使用并持续至今，现已被中国图书行业所熟知。“皮书系列”的相关商标已在国家商标管理部门商标局注册，包括但不限于 LOGO（ ）、皮书、Pishu、经济蓝皮书、社会蓝皮书等。“皮书系列”图书的注册商标专用权及封面设计、版式设计的著作权均为社会科学文献出版社所有。未经社会科学文献出版社书面授权许可，任何使用与“皮书系列”图书注册商标、封面设计、版式设计相同或者近似的文字、图形或其组合的行为均系侵权行为。

经作者授权，本书的专有出版权及信息网络传播权等为社会科学文献出版社享有。未经社会科学文献出版社书面授权许可，任何就本书内容的复制、发行或以数字形式进行网络传播的行为均系侵权行为。

社会科学文献出版社将通过法律途径追究上述侵权行为的法律责任，维护自身合法权益。

欢迎社会各界人士对侵犯社会科学文献出版社上述权利的侵权行为进行举报。电话：010-59367121，电子邮箱：fawubu@ssap.cn。

社会科学文献出版社